根据《国家职业技能标准——有害生物防制员》编写

有害生物防制职业技能等级认定培训系列教程

有害生物防制技能培训

初级教程》

肇庆市东江职业培训学校组织编写

▶ 主　编｜邹　钦

▶ 副主编｜钟昱文　张韶华

▶ 主　审｜季恒青

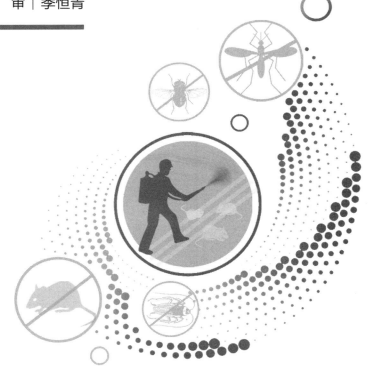

湖南大学出版社

·长沙·

图书在版编目（CIP）数据

有害生物防制技能培训初级教程/邹钦主编. —长沙：湖南大学出版社，2024. 3
有害生物防制职业技能等级认定培训系列教程
ISBN 978-7-5667-3460-0

Ⅰ.①有⋯　Ⅱ.①邹⋯　Ⅲ.①有害动物—防治—职业技能—鉴定—教材
Ⅳ.①R184. 3

中国国家版本馆 CIP 数据核字（2024）第 044745 号

有害生物防制技能培训初级教程
YOUHAI SHENGWU FANGZHI JINENG PEIXUN CHUJI JIAOCHENG

主　　编：邹　钦
副 主 编：钟昱文　张韶华
策划编辑：邓素平
责任编辑：邓素平
印　　装：长沙鸿和印务有限公司
开　　本：787 mm×1092 mm　1/16　　印　　张：13　字　　数：262 千字
版　　次：2024 年 3 月第 1 版　　　　印　　次：2024 年 3 月第 1 次印刷
书　　号：ISBN 978-7-5667-3460-0
定　　价：52. 00 元

出 版 人：李文邦
出版发行：湖南大学出版社
社　　址：湖南·长沙·岳麓山　　　　邮　　编：410082
电　　话：0731-88822559（营销部），88821343（编辑室），88821006（出版部）
传　　真：0731-88822264（总编室）
网　　址：http://press.hnu.edu.cn
电子邮箱：718907009@qq.com

编辑委员会

序　一

　　病媒生物等卫生有害生物长期繁衍在自然生态系统中，与人类社会系统共生、互作和演化，导致媒介生物传染病暴发流行，严重威胁人类生命健康和公共卫生安全。控制病媒生物即可切断其传播途径，预防和控制媒介生物传染病的传播、暴发和流行。长期以来，我国形成了政府组织、全民参与、以环境治理为主的除害防病爱国卫生运动，在预防、控制和消除媒介生物传染病方面取得了巨大成就。

　　改革开放以来，尤其是党的十八大以来，我国进一步加快了对国际社会的开放步伐。随着国际交往越来越频繁、经济全球化进程加快、全球气候变化等多重因素叠加，媒介生物传染病如登革热、基孔肯雅热、恙虫病、流行性出血热、发热伴血小板减少综合征不断涌现，黑热病、乙脑也时有发生。疟疾、丝虫病等已控制的传染病也在欠发达国家和地区再度暴发流行。特别是非典、甲型流感、高致病性禽流感、新型冠状病毒感染、猴痘等新发传染病不断出现，对人们的健康造成很大的威胁。为了实现全面小康目标，2016 年中共中央、国务院制定了《“健康中国 2030”规划纲要》，为构建人与自然和谐共生的生态文明体系，满足人们对美好生活的向往与追求，建设健康中国绘制了宏伟蓝图。鉴于传染病对全球公共卫生的挑战，习近平总书记积极倡导构建人类卫生健康共同体，保障人类健康和福祉。

　　2017 年 5 月第 70 届世界卫生大会通过了《全球病媒控制对策 2017—2030》，采纳了我提出的媒介生物可持续控制策略，确定了通过适合当地情况的有效和可持续病媒控制来减少媒介生物传染病负担和威胁的总体目标。媒介生物可持续控制旨在使基于健康、生态等的社会效益和经济效益最大化，开展及时、有效的病媒生物监测，对病媒生物及相关疾病做出科学的风险评估和控制规划，综合、有序地选用环境友好的控制技术和措施，始终实施监测指导下的病媒生物综合控制和管理，开展多部门合作及全民参与的协调行动，将病媒生物长期控制在不足为害的水平。该理念是通过适合当地情况的有效和可持续病媒控制来减少媒介生物传染病的负担和威胁，开展媒介生物监测、风险评估、预测预警、控制规划、控制实施及效果评价，创建无媒介生物传染病危害的世界。目前媒介生物可持续控制策略被世界卫生组织采用，服务于全球媒介生物防制行动。

　　建设健康中国、实现中华民族伟大复兴的号角全面吹响。“十四五”时期，我国已开启全面建设社会主义现代化国家新征程。随着人民群众对健康和环境质量的要求日益提高，卫生有害生物防制工作已经渗透到人民群众的日常生活中，对卫生有害生物防制专业队伍数量和质量的需求也越来越高。因此，在疾病预防控制机构以外，建立一支专业化卫生有害生物防制队伍是非常必要的。党和国家高度重视技工教育，经济社会发展对高素质技能人才具有广泛需求，同时也为有害生物（特别是媒介生物）防制技能人才教育发展提供了良好机遇和广阔空间。

由肇庆市东江职业培训学校牵头组织，广东省疾病预防控制中心消毒与病媒生物预防控制所原所长邹钦主任技师主编的"有害生物防制职业技能等级认定培训系列教程"，按照《国家职业技能标准——有害生物防制员》技工要求编写完成。该系列教程不但重点介绍了常见媒介生物（蚊、蝇、鼠、蟑）的形态特征、生态习性，最新颁布的监测规程和密度控制水平评价方法，以及交通工具（如飞机、火车、轮船等）、养殖场等特殊场所的可持续控制方法，而且还较详细地介绍了跳蚤、臭虫、蠓、虱、毒隐翅虫、蜱、螨、小黄家蚁等媒介生物，以及白蚁、红火蚁监测与防制的基础知识与基本技能。尤其是突出了媒介生物防制过程中环境治理与化学防制药物器械匹配使用等各项操作训练。此外，该系列教程还简要介绍了病死禽畜动物及相关产品卫生处理和传染病消毒的基本常识。该系列教程的编者分别来自广东省疾病预防控制中心、深圳市疾病预防控制中心、中山大学、广东省科学院动物研究所和广东东江虫控生态科技服务有限公司等单位，具有丰富的理论功底和实践经验。该系列教程紧密结合现场实际，内容全面，文字简洁，操作性强，是有害生物防制行业技能培训不可多得的实用教材，饱含了编者付出的辛勤劳动和大量心血。希望该系列教程的出版，能为我国有害生物防制专业技能人才培养发挥积极作用，促进媒介生物依法、科学、可持续精准控制。

此为序。

中国疾病预防控制中心病媒生物首席专家
中华预防医学会媒介生物学及控制分会主任委员
世界卫生组织媒介生物监测与管理合作中心主任

序 二

随着全球经济一体化进程的加快和城镇化建设的逐渐推进，以及人们对环境要求的不断提高，我国有害生物防制行业面临的任务越来越多，压力越来越大。从1989年开始创建国家卫生城市、卫生乡镇活动以来，全国各地以整治环境卫生，消除老鼠、蚊子、苍蝇和蟑螂为抓手，全社会动员、全民参与，涌现了一大批国家级、省市级卫生城市和卫生乡镇，"脏乱差"现象得到了有力整治，城乡面貌焕然一新。在各级卫生创建活动中，有害生物防制特别是病媒生物的防制显得尤为重要，其控制效果如何，直接关系到卫生创建活动的成功与否，直接关系到媒介传染病的发生与否和居民日常生活质量高低，这一点也是广大居民有目共睹、感同身受的。

有害生物防制员属我国职业分类大典中规定的职业技术工种之一，从事危害人类健康、影响人类生活并造成经济损失的有害生物预防与控制工作。有害生物预防控制既是一项复杂的社会系统工程，也是一项专业性很强的技术工作。在我国各地的卫生创建活动中，病媒生物控制大多是由政府通过购买有害生物防制专业公司服务的方式来完成的。有害生物防制员不仅要有效控制病媒生物密度，减少滋扰，还要担负着保护环境、促进人们健康的双重责任。在建设健康中国、实现中华民族伟大复兴的进程中，我国有害生物防制需要一大批高素质的专业技能人才。

然而在实际工作中，一些地方的从业人员在杀灭鼠、蟑、蚊、蝇时，出现药物配制、器械选用、施药操作等既不规范也不合理的现象，导致防制效果不佳、环境污染加重等问题，有的甚至引起有害生物产生抗药性，给持续控制带来困难。为了促进有害生物防制（pest console operation，PCO）行业技能水平提升，中华人民共和国人力资源和社会保障部制定发布了《国家职业技能标准——有害生物防制员》，该标准将本职业分为4个等级。要求从事有害生物防制职业的人员，必须掌握相关的基本知识和操作技能，并不断学习和提升技术能力，进而提升我国有害生物防制职业人员整体技能水平。

由肇庆市东江职业培训学校组织，邹钦主任技师担任主编，广东省疾病预防控制中心、深圳市疾病预防控制中心、中山大学、广东省科学院动物研究所、广东东江虫控生态科技服务有限公司等参与编写的"有害生物防制职业技能等级认定培训系列教程"，经过3年的努力顺利完成，即将付梓。该系列教程根据《国家职业技能标准——有害生物防制员》（2018 年版）的要求，结合我国新发布的监测规范和密度控制水平评价方法，以及卫生城镇创建新要求和当前有害生物防制遇到的技术问题，进行了较为全面的系统阐述。该系列教程注重实操的显著特点，对有害生物防制员的培养尤为重要。

1990 年 8 月 21—25 日，中国昆虫学会首届全国青年昆虫工作者学术讨论会在北戴河举行，我与邹钦主任技师相识，弹指间 30 多年过去了。在过去长期的工作中，就有害生物防制如何围绕卫生创建和卫生防病中心任务，我们交流讨论甚多。要真正做好有害生物防制、建设人与环境和谐共存的家园，必须要培养一大批技术过硬、装备精良、热爱专业的有害生物防制员队伍。只有这样才能满足新时期卫生城镇创建的需求，才能满足"健康中国、美丽乡村"建设的需求，才能满足人民对美好生活的向往与追求的需要。喜见邹钦主任技师与广东业界的同行们劳心聚力、集思广益，精心编写了该系列教程，为有害生物防制员的技能培训提供了基本工具。

代为序。

董言德
军事医学科学院微生物流行病研究所
高级实验师

前　言

　　"十四五"时期，我国已进入高质量发展阶段，开启全面建设社会主义现代化国家、向第二个百年奋斗目标进军的新征程。中共中央办公厅、国务院办公厅印发了《关于加强新时代高技能人才队伍建设的意见》，人力资源和社会保障部、教育部、发展改革委、财政部等部门研究编制了《"十四五"职业技能培训规划》。党中央、国务院部署建设技能型社会，实施新时代人才强国战略，实施就业优先战略和技能提升行动，健全终身职业技能培训制度，需要迅速培养一大批创新型、应用型、技能型人才，建设一支规模宏大、质量过硬、结构合理的技能劳动者队伍，为全面建设社会主义现代化国家提供有力的人才和技能支撑。随着社会与经济的发展，我国人民的生活从小康奔向富裕，对人居环境质量的要求逐步提高，对美好生活的向往与追求越来越迫切。

　　近年来，有害生物特别是媒介生物传染病如登革热、基孔肯雅热，新发传染病如非典、高致病性禽流感、新型冠状病毒感染等不断出现，一些老的传染病也死灰复燃，对人们的健康造成很大的威胁。因此，亟须培养一大批从事有害生物防制和卫生消毒处理工作的职业技能人才，保障人们的健康。为此，我们组织了来自广东省疾病预防控制中心、深圳市疾病预防控制中心、中山大学、广东省科学院动物研究所、广东东江虫控生态科技服务有限公司、肇庆市东江职业培训学校等具有坚实的理论基础和丰富实践工作经验的一线专业人员，根据《国家职业技能标准——有害生物防制员》（2018年版）的要求，共同编写了"有害生物防制职业技能等级认定培训系列教程"。同时紧密结合卫生创建和卫生防病中心任务，增加了亟需解决的部分有害生物种类防制、卫生处理和传染病消毒等内容。

　　《有害生物防制技能培训初级教程》是按照《国家职业技能标准——有害生物防制员》五级/初级工标准要求编写的。本书介绍了有害生物防制员必须遵循的职业道德和职业守则、必须具备的生物学基础、卫生杀虫灭鼠器械应用基础知识与卫生杀虫灭鼠的基本方法。本书突出了有害生物防制员必须掌握的有害生物侵害调查、药物配制、常量喷雾器和热烟雾机使用与保养、消毒处理现场操作与个人防护等内容，尤其是现场操作技能的训练和作业记录表的填写，使从事有害生物防制从业者能迅速满足国家职业技能五级岗位要求。本书所介绍的基本知识不仅适用于有害生物防制员五级技工的培训，而且也适用于更高等级技能人员的培训学习。

本教程第一章职业道德和职业守则由肖秀勤、钟镜波编写；第二章有害生物的分类及形态特征由钟镜波、邹钦编写；第三章卫生杀虫药械及其应用由钟镜波、邝健荣、邹钦编写；第四章鼠类防制由钟镜波、范天倚、吴军编写；第五章蟑螂防制由邹钦、林良强编写；第六章蝇类防制由贾凤龙、蒋淑娇编写；第七章蚊虫防制由刘阳、张韶华编写；第八章白蚁与其他害虫防制由黄海涛、邹钦编写；第九章消毒卫生与防护由钟昱文、郑小凌、张磊编写。全书由邹钦、钟秀梅、黄馨统稿校对，由季恒青教授担任主审。蔡松武主任医师、黄静玲高级工程师对本教程的编写进行指导和审稿。中国疾病预防控制中心病媒生物首席专家刘起勇、军事医学科学院微生物流行病研究所高级实验师董言德为本教程作序。本教程在编写过程中借鉴了国内专家的宝贵资料，得到了国内同行的悉心帮助和指导，在此一并表示衷心的感谢！

本教程可作为职业技能培训教学使用，也可供预防医学、卫生创建、疾病预防控制、建筑园林、物业管理等相关领域工作者参考。本教程可用于职业技能等级认定学习培训，促进提升有害生物预防控制从业人员的整体素质和技能水平，为建设美好的人居环境，推动社会经济快速、持续、稳步发展夯实人才基础。

由于编写时间仓促，加之编者水平所限，难免存在疏漏和不当之处，恳请广大读者提出宝贵意见，以便再版时修正完善。

编者

二〇二三年十月十八日

目　次

第七章　蚊虫防制

第八章　白蚁与其他害虫防制

第九章 消毒卫生与防护

第一章 职业道德和职业守则

学习目标

1. 认识有害生物防制员的职业特点。
2. 了解职业道德的主要内容。
3. 了解职业守则的主要内容。
4. 了解做一个合格的有害生物防制员需要具备的条件。

有害生物防制员属国家职业分类大典中规定的职业技术工种，所在的企业一般称为 PCO（pest control operation）公司，PCO 即"有害生物防制"，属于服务性行业。行业不断发展，引入了农作物病虫害防治领域的综合防治理念，形成了有害生物综合防制（integrated pest management，IPM）的概念，行业逐步由纯粹的有害生物防制向专业有害生物管理（pest management professional，PMP）的方向发展。

随着防制理念的不断更新，我国有害生物防制员的职责范围在不断扩大，从对公共环境中的"四害"进行消杀逐渐过渡到以环境保护和环境安全为核心的环境虫鼠害综合管理。这种变化对技术要求和人员素质要求更高。

由此可见，有害生物防制员在日常有害生物的预防控制、自然灾害（如地震、水灾）应急管理和传染病疫情（如 SARS、登革热、禽流感、非洲猪瘟、新型冠状病毒 COVID-19 感染）防控等工作中都发挥了重要的作用。

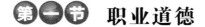

第一节 职业道德

一 定义

广义的职业道德是指从业人员在职业活动中应该遵循的行为准则，涵盖了从业人员与服务对象、职业与职工、职业与职业之间的关系。

狭义的职业道德是指在一定职业活动中应该遵循的、体现了一定职业特征的、调整一定职业关系的职业行为规范和准则。职业道德既是从业人员在进行职业活动时应遵循的行为规范，同时也是从业人员对社会所应承担的道德义务和责任。

二 主要内容

职业道德的主要内容包括爱岗敬业、诚实守信、办事公道、服务群众、奉献社会和素质修养。职业道德有以下几个特点。

（1）职业道德是长期以来自然形成的。

（2）职业道德是一种职业规范，受社会普遍的认可。

（3）职业道德依靠文化、内心信念和习惯，通过员工的自律实现。

（4）职业道德没有确定形式，通常体现为观念、习惯、信念等。

（5）职业道德大多没有实质的约束力和强制力。

（6）职业道德标准多元化，代表了不同企业可能具有不同的价值观。

（7）职业道德的主要内容是对员工义务的要求。

（8）职业道德承载着企业文化和凝聚力，影响深远。

三 标准

（一）对待本职工作

（1）以主人翁的心态把工作当成经营自己的事业。

（2）以团队结果为导向，杜绝懈怠。

（3）遵章守纪，廉洁自律，不断提高个人综合素质。

（4）立足岗位，尽职尽责，加强协调，提高效率。

（5）精益求精，确保质量，强化学习，开拓创新。

（二）对待集体

（1）集体利益高于一切，正确处理个人利益与集体利益的关系。

（2）友爱互助，团结协作，爱护公共财产；发扬集体的好作风，通过自己的努力解决集体遇到的困难。

（3）严格遵守组织纪律、树立大局观念，时刻维护企业形象。

（三）对待同事和客户

（1）诚实守信、相互尊重、以礼待人。

（2）取长补短、端正态度、高效沟通。

（3）换位思考、理解包容、互帮互助。

（4）以客户为中心，服务是关键，真诚以待。

四 职业道德的基本要求

（一）爱岗敬业

爱岗就是热爱自己的工作岗位，热爱本职工作；敬业就是用一种恭敬严肃的态度对待自己的工作。爱岗敬业的具体要求：树立职业理想，强化职业责任，提高职业技能。

（二）诚实守信

诚实守信是指说实话，办实事，不说谎，不欺诈，守信用，表里如一，言行一致的优良品质。诚实守信的具体要求：忠诚于企业，关心企业发展，遵守合同和契约；维护企业信誉，树立产品质量意识，重视服务质量，树立服务意识，保守企业秘密。

（三）办事公道

在办事情或处理问题时，要站在公正的立场上，对当事双方公平公正，不偏不倚。

（四）文明礼貌

仪表要端庄，举止要得体，语言要规范，待人要热情。

（五）奉献社会

奉献社会是社会主义职业道德的最高境界和最终目的。奉献社会是职业道德的出发点和归宿。奉献社会就是要履行对社会、对他人的义务，自觉地为社会、为他人做出贡献。

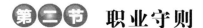

第二节　职业守则

一 遵纪守法、爱岗敬业

遵纪守法是公民的基本义务，这是基本的社会守则。爱岗敬业是各行各业的普遍要求，也是最基本的行业要求。

（一）遵纪守法、纪律严明

首先应学法、知法，增强法制意识，同时还应遵守企业的劳动纪律、业务纪律、财务纪律、保密纪律、组织纪律等。

遵守企业劳动纪律：不擅自代班代岗；不迟到早退；不串岗离岗；不聚众聊天、

嬉笑打闹；工作时间不干私活，不看与工作无关的书报，不占用电话聊天。

遵守业务纪律：认真执行各项管理制度和业务操作规程；严禁在工作中弄虚作假，违章作业；严守商业保密纪律。

（二）热爱岗位、敬重职业

爱岗敬业是有害生物防制员应该共同遵守的职业道德，也是最基本的职业道德规范。有害生物防制员，要干一行，爱一行，专一行。爱岗敬业的本质就是全心全意为人民服务。

二 团结合作、认真负责

（一）精诚团结、善于合作

团队精神是指团队成员为了团队的利益与目标而相互协作的作风。团队精神的核心是奉献，精髓是承诺，表现为团队成员共同承担集体责任。员工应把自己的前途与企业的命运联系在一起，愿意为企业的利益和目标奋斗，具体要求如下。

（1）服从上级，听从指挥：严格按照上级批示办事，自觉服从上级领导，为上级领导排忧解难。

（2）尊重同事，和谐相处：同事之间应相互理解、相互支持，真诚相待；严于律己，宽以待人，不拉帮结派，不拆台；分工协作，不争功诿过，不自以为是。

（3）诚信服务，尊重客户：要以诚信规范的服务风貌、积极热忱的工作姿态赢得服务对象的信任、支持和配合。

（二）认真负责、任劳任怨

认真负责，是一种最基本的职业精神；任劳任怨，是一种化解误会、同事间和谐共处的基本方法。首先，要具有强烈的事业心和高度的工作责任感，以做好本职工作为己任。其次，要精益求精，一丝不苟。既要有量上的追求，更要在质上有所提高。

三 爱护设备、依规操作

（一）爱护设备、加强设备保养

要爱护企业的公物，做到公私分明，不占用企业财物；工作中要严格遵守本企业的有关规定，切实执行设备操作常规；要爱护机器设备，注意日常维护保养。爱护设备包含如下几个方面。

（1）了解设备工作原理、使用说明、注意事项。

（2）遵守操作规程，杜绝违规使用。

（3）清洁设备，维护保养，保持良好工况。

（二）按章作业、依规行事

在从事有害生物防制工作中，要掌握各类设备的性能，使用设备时要严格按照设备的操作规程进行操作，严禁违章作业。有害生物防制的效果取决于所使用的药物和器械的匹配程度，只有使用正确的药物和器械，以适宜的操作方法进行施工作业，才能达到理想的防制效果。

四　着装整洁、文明服务

（一）着装整洁、树立形象

着装整洁既代表了企业的一种精神，又代表了个人风貌，越来越得到广泛重视。职业形象包含仪表、举止、语言、纪律、卫生、态度等，具体要求如下。

（1）举止大方得体，行为端庄稳重。注意站姿、坐姿、行姿，在客户面前不可有打喷嚏、打哈欠、伸懒腰、挖耳鼻、剔牙、挖眼屎、搓泥垢、修指甲等行为。

（2）讲究卫生，保持整洁。自觉维护工作场所的环境卫生，不乱扔果皮、纸屑，不随地吐痰，保持环境整洁。未经允许，不应翻动他人桌上或文件柜内的文件、资料，不应到其他人的办公室闲逛，工作时不吸烟。

（3）讲究仪容，注重仪表。男士不留胡须，发长不掩耳；女士只可化淡妆，不留长指甲，不烫奇特的发型。

（4）语言文明，言辞得当。在工作中提倡使用普通话，交谈时应注意倾听，边听边想，适时发问。交谈中要少使用手势，不可大声说话，高声喧哗。在使用电话、办理业务、接受咨询时语气平和，文明用语。

（5）穿着防护装备。按规定穿戴个人防护用品。

（二）加强修养、文明服务

讲文明、讲礼貌是全民也是有害生物防制员的基本素质，是塑造企业形象的重要内容，是文明执业的前提。

有害生物防制员应加强修养，谦虚恭敬，彬彬有礼，做到仪表端庄、语言规范、举止得体，热情对待所服务的每一个企业、每一个人，通过文明服务得到服务对象的认可和信任。

第三节 有害生物防制员必备的基本知识

要想做好有害生物防制工作，成为一个合格的或称职的有害生物防制员需具备以下几个方面的基本知识。

一 生物学知识

有害生物防制员防制的对象是危害人类的各种生物，因此有害生物防制员可以认定为生物工作者。懂得生物分类的常识、能识别常见的有害生物及它们的天敌种类，并了解它们的生物学特性和生活习性是对有害生物防制员最基本的要求。有害生物防制员首先要具备相应的生物学知识，要了解防制对象的生活习性，才能采取有效的防控措施。

二 物理器械知识

有害生物防制员要了解使用器械、设备的结构、性能、使用和保养的方法，才能够熟练地使用并使其发挥最大的效能。

使用化学药剂对有害生物的防制效果是众多因素的综合体现，要达到最佳的防制效果就必须使各种影响因素都达到最佳的匹配状态。例如，对于喷雾施药来说，除了要选择高效低毒和对环境友好的药剂外，雾滴粒径大小、环境风速、雾滴的吸附和展着能力及雾滴是否带静电等都是影响因素，可影响药滴分布的密度，在空间中的悬浮时间，药滴附着的方式、附着力和附着量等等，都会对药效和最终的防制效果产生直接的影响。

防制所使用的物理器械和化学施药器械及其他工具设备，要正确使用和保养维修才能发挥最佳效果，并能延长使用寿命。当器械、设备发挥最佳作用时，有害生物防制员既能获得较高的工作效率又能够降低生产成本。这是有害生物防制员努力的方向和目标之一。

三 化学药品知识

有害生物防制员首先要了解"药性"才不至于乱用药。药剂是有害生物防制员的"武器"之一。有害生物防制员必须做到用对药、科学地用好药，不要滥用药；而科学用药，不但要精准用药，还要考虑对环境生态的影响和用药的安全。

当需要用到化学药剂时，首先，应根据防制对象的特点考虑所用药剂的特性和所采取的杀灭方法（是用触杀、胃毒、内吸还是熏蒸的方法？是喷雾、喷粉、土施、打点滴还是涂刷的方法？）以及药剂的种类；其次，根据该有害生物的生物学特性、生活习性、危害对象特点等因素综合考虑，合理选择药剂的剂型；再次，根据施药方法（滞留喷洒、空间喷雾等）选择使用的浓度和施药器械并根据防制对象的抗药性和表面结构特点考虑是否要用辅助剂和用什么辅助剂；最后，还要看"三证"是否齐全以及登记的防制对象是否吻合等。

选择药物的基本原则是，选择对靶标有害生物高效低毒、对"天敌"和环境友好的药剂品种。还要考虑其抗性，根据药剂的不同毒性机理进行轮换。如果防制的是农、林、渔、畜牧等生物体上或它们环境中的有害生物，还要考虑是否会对这些生物体造成不良的影响。

由此可见，有害生物防制员必须了解杀虫剂的类型、品种及其特性、作用和毒性机理，还要懂得如何防止有害生物产生抗药性问题等。

四 有害生物综合防制知识

目前，整个有害生物防制业已逐步由有害生物防制向专业有害生物管理转型升级。所谓 PMP 就是依据防制策略，运用综合防制的技术对有害生物进行控制管理。要想成为一名合格的有害生物防制员（尤其是作为负责施工的组长、主管、经理等管理人员），应懂得制定防控策略，必须要熟练掌握综合防制的技术和懂得如何灵活应用。

五 有害生物监测、调查、统计知识

有害生物防制是一项系统的工作，包括防制开始前的侵害勘察和防制后的效果评价。防制勘察的主要内容是对服务对象单位或家庭遭受危害的有害生物种类、危害程度进行调查并对密度进行监测。掌握了第一手资料之后，才能制定切实可行的防制策略和防制方案。在防制过程中或项目结束时，需对防制效果进行评价，以便改进工作或巩固防制效果。因此，监测、调查、统计分析的工具和方法是有害生物防制员的基本手段，应熟练掌握。这些知识对于有害生物防制监理来说更是必不可少。

六 安全防护知识

党和国家对安全生产给予了高度的重视，有害生物防制员应牢固树立"安全第一、预防为主"的思想，加强安全防范意识。有害生物防制员在工作中会经常使用各种化学药品和仪器设备，以及水、电、煤气，还会经常遇到高温、低温、高压、真空、高电压、高频和带有辐射源的实验条件和仪器等情况。若缺乏必要的安全防

护知识，会造成生命和财产的巨大损失。从事有害生物防制工作的人员，不仅要维护自身的安全，还要维护他人的安全和环境的安全。因此，有害生物防制员应掌握常用施药器械的安全使用知识、杀虫剂的安全保管和使用知识、消防安全知识、交通安全知识、高空作业安全知识、噪声污染防护知识和其他特殊场所作业的基本安全知识等。

七　绘图知识

由于服务环境（场所）复杂而又不受防制施工员控制，采用施工图管理工具不失为一个好方法。将服务场所的环境和各类监测装置、防制装置以及防护设施等在图上标出，使其清晰、直观、明了，使用方便，并可减少错漏和便于信息化管理。工作人员在进行建筑房屋白蚁预防时还要求能看懂建筑设计图。可见，有害生物防制员还应具备必要的绘图知识并会使用计算机进行绘图。

八　消毒知识

近年来，大多 PCO 企业承担了禽流感、登革热、SARS、非洲猪瘟、新型冠状病毒（COVID-19）感染、地震、水灾等重大灾害和疫情应急处置和环境消毒工作。既然消毒工作已被纳入本行业的业务范围，那么有害生物防制员就必须具备一定的消毒知识，掌握消毒作业的基本技能和方法。

九　公关知识

本行业是一个服务性的行业，企业要承接到业务才有事干、才有效益。有害生物防制员在项目服务时需要与客户很好地沟通，在防制过程中要与客户做好协调，还要能正确处理客户投诉，尤其是要与长期合作的企业单位建立起良好的关系。要把这些工作做好，就必须懂得一定的公关知识。

十　计算机操作技能

信息化、无纸化办公和办公自动化等已成为时代的基本要求。防制方案的编制和传送、施工单的录入、施工图的绘制、防制效果的统计分析和总结评价、远程教育培训等都要使用计算机，可以说计算机已成为职业生涯中的必备工具。因此，有害生物防制员必须熟练掌握本行业所需要的计算机操作技能。

十一　植物栽培知识

目前，越来越多的 PCO/PMP 企业将业务扩展到了树木的有害生物（白蚁、蛀木害虫及其他害虫）的防制，也承接古树名木的修复与复壮和其他绿化树木的复壮业务，对园林绿化、小区植物病虫害的防制也逐渐增多，并逐渐向林业、农业有害生物防制扩展。要做好这些植物病虫害的防制和树木复壮工作，必须要懂得一定的植物栽培知识。例如，在林业生态防制和农作物的农业防制时，必须要清楚对象植物的物候期和生长发育特性；树木的复壮要运用栽培知识设法满足树木生长所需的氧气、水分和各种营养物质，同时还要设法提高树木的抗逆性。

 思考题

1. 什么叫有害生物防制员？
2. 职业道德规范的主要内容有哪些？
3. 如何做一个爱岗敬业的员工？
4. 职业守则中爱护设备包含哪些方面的内容？
5. 要做一个合格的有害生物防制员需要具备哪些条件？

第二章　有害生物的分类及形态特征

学习目标

1. 了解有害生物及其危害。
2. 了解有害生物分类地位。
3. 掌握昆虫的形态特征。
4. 掌握鼠类的形态特征。

　　有害生物是指在一定条件下对人类的生活、生产乃至生存产生危害的一类生物。一般认为，有害生物包括与人类竞争食物（如取食作物、牲畜产品等）、影响人类健康或舒适、破坏人类衣物和住所的生物。

　　狭义的有害生物仅指对人类的生活、生产乃至生存产生危害的动物。广义上则包括动物（包括最低等的单细胞原虫）、植物、真菌、细菌（包括放线菌）、类菌质体（包括支原体、衣原体、螺旋体、立克次氏体）、病毒、类病毒、拟病毒、朊病毒等一切对人类有害的生物。

　　本教程所指的有害生物，主要根据国家职业工种培训大纲要求，侧重介绍卫生有害生物——病媒生物。

第一节　有害生物的危害及分类

一　有害生物的危害

　　有害生物会对人类造成非常严重的危害，有的危害建筑物或家居，有的危害粮食作物或水利堤坝设施。有的直接或间接危害人、畜健康，如禽流感、猪瘟、疯牛病、口蹄疫、蝗灾等。对人、畜健康造成危害的生物，被人们称为媒介生物、病媒生物或卫生有害生物。它们会使人类罹患直接或间接的严重疾病，如鼠疫、疟疾

（疟原虫）、天花、埃博拉出血热、流感、禽流感、登革热、基孔肯雅热、乙脑、淋巴丝虫病、血吸虫病、弓形虫病、脑膜炎、蜱虫立克次氏体病、恙虫立克次氏体病（丛林斑疹伤寒）、流行性斑疹伤寒和斑疹伤寒病等。

二　有害生物的分类

根据有害生物的危害特征，可将其大致分为以下几大类。

（一）病媒生物

病媒生物是指能直接或间接传播疾病，危害、威胁人类健康的生物，如蚊、蠓、蝇、虻、蚤、虱、鼠、蜚蠊（蟑螂）、臭虫、蜱、恙虫、螨等。

（二）外来有害生物

外来有害生物是由境外传入的非本地（或非某自然区域内）对人有害或对我国生态环境造成破坏的动物、植物、微生物等一切外来生物。目前，危害我国的外来动植物约有40余种，如软体动物福寿螺、植物薇甘菊。昆虫类主要有红火蚁、松突圆蚧、松材线虫等。

（三）危害建筑及古树害虫

危害建筑及古树害虫是指危害以竹木为主材的建筑和水泥沙石建筑中的竹木结构及危害古树名木的一类有害生物，如白蚁、木蜂、木材甲虫（竹蠹、竹蠊、木蠹）等。

（四）仓储害虫

仓储害虫是指危害粮、油、药材、皮革等仓储物品的一类有害生物，如面粉甲虫、谷物蛀虫、米蛾、豆象、烟草甲、皮蠹等。

（五）家居害虫

家居害虫是指家庭中常见的或在居室中孳生的一类有害生物，如地毯甲虫（如地毯圆皮蠹）、臭虫、蛾蠓、衣蛾、衣鱼、啮虫、蚤、螨、跳虫、薪甲虫、日本伪瓢虫等。

（六）其他有害生物

有些生物偶尔侵入人居环境，给人们造成滋扰与危害，如蜈蚣、蝎子、蚰蜒、鼠妇、蛞蝓、马陆等。

因此，有害生物防制员首要的任务就是要认识它们，了解它们的习性，找出它们的弱点，知己知彼，才能有效地对付它们，消灭它们，才能更好地担负起"健康卫士"的责任，为广大人民群众筑起一道"铜墙铁壁"，把这些有害生物拒之门外，把已侵入家中的清除掉。

第二节 常见有害生物的分类地位

常见有害生物多数为节肢动物，其形态特征是两侧对称，身体及足均分节。全世界现约有 120 万种节肢动物，占现存动物种数的 80%。我们防控的有害生物绝大多数在这一类群中，与本行业关系较密切的有以下几类。

一 倍足纲

本纲动物中绝大多数种类的体节都具有 2 对步足，喜阴暗潮湿，全世界已知的倍足纲动物约有 8000 种，估计总数有 1.5 万种。本纲有害生物有马陆等。

二 唇足纲

本纲动物第 1 体节的步足特化成唇足类特有的颚足，颚肢能分泌毒液，也称毒颚，呈钳状，故名之。每一体节有 1 对步足，腹背扁平、多体节，全世界记载的约有 2800 种。本纲有害生物有蜈蚣、蚰蜒等。

三 蛛形纲

本纲动物身体分为头胸部和腹部。头胸部由 6 节组成，背面通常包以一片坚硬的背甲，腹面有一块或多块腹板，或被附肢的基节遮住。头胸部有 6 对附肢，其中第 1 对为螯肢，2~3 节，钳状或非钳状；第 2 对为脚须（触肢），6 节，钳状或足状；其余 4 对附肢为步足，7 节，末端有爪。螨类的腹部与头胸部合而为一，如蜘蛛、蝎、蜱、螨、恙虫等。全世界已知蛛形纲约有 5 万种，共分为 16 个目。绝大多数为陆生，仅少数螨类和蜘蛛为水生。下面介绍蛛形纲卫生害虫常见的 2 个目。

（一）**寄螨目**

全世界已发现的蜱类约有 800 种，硬蜱科生物约有 700 多种，软蜱科生物约有 150 种，纳蜱科 1 种（仅存于欧洲）。中国已记录的硬蜱科生物约 100 种，软蜱科生物 10 种。蜱是许多种脊椎动物体表的暂时性寄生虫。近年南方蜱虫病时有发生，威胁人类的健康。

（二）**真螨目**

真螨目的食性有植食性、肉食性、藻食性、腐食性、粪食性、菌食性和杂食性等多种。其生活方式多种多样，有寄生和类寄生，土栖、水生和陆生等。

四 昆虫纲

昆虫纲是整个动物界种类和数量最多的类群，现在已知的昆虫种类超过 100 万种，共分为 33 个目。最常见的卫生害虫主要有以下 5 个目。

（一）双翅目

本目昆虫只有一对翅膀，后翅特化成一对平衡棒，但少数其他昆虫也有一对翅的，如雄性介壳虫（半翅目）等。防控对象通常有蠓、库蚊、按蚊、伊蚊、摇蚊、毛蚊、蕈蚊（菌蚊）、蝇、虻、蚋等。

（二）膜翅目

翅透明，膜质。全世界已知膜翅目生物约 12 万种，中国已知 2300 余种。膜翅目是昆虫纲中第三大的目。防控对象通常有红火蚁、小黄家蚁、叶蜂、马蜂等。

（三）蜚蠊目

本目昆虫体较扁平、长椭圆形，前胸背板大，盾形，盖住头部；有咀嚼式口器和丝状触角，前翅为覆翅，后翅为膜翅，臀域发达，或无翅。原来白蚁被列为等翅目，通过基因检测发现，白蚁与蜚蠊起源于一个共同祖先。防控对象通常有德国小蠊、美洲大蠊、白蚁等。

（四）蚤目

通称跳蚤，体小型，侧扁，成虫体长 1.0 ~ 8.0 mm，无翅，以吸血为生。蚤目分 5 总科 16 科，共计 2575 种（含亚种），其中，约 5% 寄生于鸟类，95% 寄生于哺乳类，不寄生于两栖类和爬行类。常见的有人蚤、禽角头蚤等。

（五）半翅目

原半翅目昆虫的前翅基部骨化加厚，成为"半鞘翅"状态。但现在同翅目昆虫蝉、沫蝉、叶蝉、角蝉、蜡蝉、飞虱、木虱、粉虱、蚜虫和蚧壳虫等亦已并入半翅目中，因此，此目也是昆虫纲中较大的一个类群。在室内环境中最常见的半翅目昆虫是臭虫类，臭虫是半翅目臭虫科昆虫，共 22 个属，约 75 种，其中危害人类最大的只有一个属即臭虫属。臭虫属有 16 种，只有温带臭虫和热带臭虫 2 种以吸食人血为主，它们也能吸食其他动物的血，如鼠类、鸡、兔等。在我国，热带臭虫主要分布在长江以南，温带臭虫则全国都有分布，但主要在长江以北。

第三节 昆虫的形态特征

昆虫是动物界无脊椎动物中最大的一个类群，也是有害生物防制的主要对象。全世界已知昆虫的种类有 120 多万种，约占所有动物种类的 80%。昆虫在分类学上的地位属于节肢动物门、昆虫纲，其主要特征是：成虫整个体躯分为头、胸、腹三个体段。各段由若干体节组成，并具有不同的附器。胸部具有 3 对分节的足，通常还有 2 对翅。对有害昆虫进行识别时，主要依据包括口器、触角、足、翅的类型或特征（如图 2.1）。

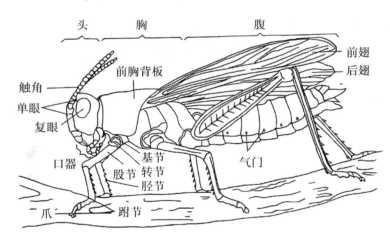

图 2.1 昆虫的基本结构特征

一 口器

昆虫的口器是由头部后面的 3 对附肢和一部分头部结构组成，具有摄食、感觉等功能。昆虫口器因食性和取食方式不同而分化成不同类型，一般分为咀嚼式、刺吸式、嚼吸式、虹吸式、舐吸式等类型。图 2.2 为家蝇的舐吸式口器。

二 触角

昆虫触角的形状因昆虫的种类和雌雄不同而多种多样（如图 2.3）。

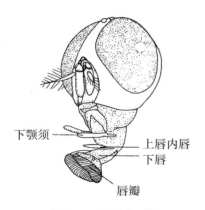

图 2.2 舐吸式口器

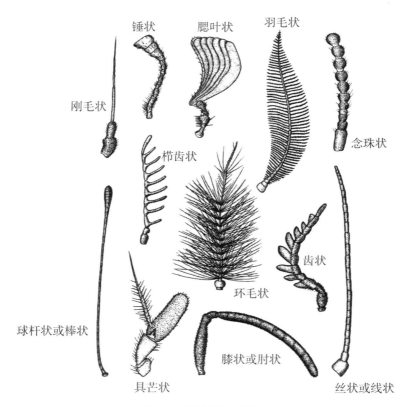

图 2.3 昆虫触角的类型

昆虫的触角是昆虫的感觉器官，主要有嗅觉、触觉和听觉的功能，用来寻找食物和配偶。触角是识别昆虫种类和识别昆虫性别的重要依据。例如，蝇类为具芒状触角，白蚁为念珠状触角，雄蚊为环毛状触角等。

三 足

昆虫有 3 对胸足，分别叫前足、中足和后足。足的结构从身体部位开始分别为基节、转节、股节、胫节、跗节。跗节分为前跗节和爪。昆虫的 3 对足主要用来行走，活动起来非常灵活，但由于各种昆虫的生活环境和生活方式不同，它们的足的形状和构造又发生了不少变化，适合爬、跳、抱、捕、挖、划等多种运动方式。昆虫足可大致分为步行足、跳跃足、开掘足、捕捉足、携粉足、游泳足和抱握足等类型（如图 2.4）。

四 翅

翅是昆虫的飞行器官，多数昆虫有 2 对翅，少数只有 1 对翅，个别无翅。昆虫的翅一般为膜质，近似于三角形。翅面上有纵脉、横脉和翅室，有 3 条缘、3 个角、

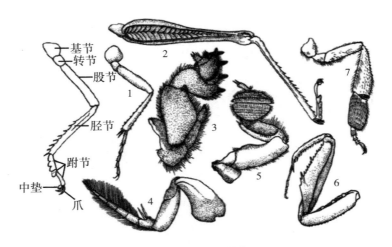

图 2.4　昆虫足的类型

1. 步行足　2. 跳跃足　3. 开掘足　4. 捕捉足　5. 携粉足　6. 游泳足　7. 抱握足

4 个区。近头部朝向前面的边为前缘，近尾部朝向后面的边为内缘或后缘，两者之间朝向外面的边为外缘。与身体相连的角称为肩角，前缘与外缘所形成的角叫顶角，外缘与内缘形成的角叫臀角。翅上的 3 条褶线将翅分为 4 个区域，即腋区、轭区、臀区、臀前区（如图 2.5）。

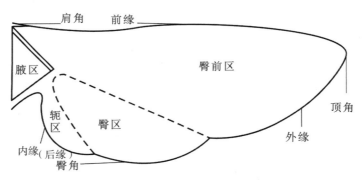

图 2.5　昆虫翅的分区示意图

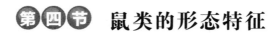

第四节　鼠类的形态特征

　　鼠类的形态特征主要包括体型、头骨、牙齿、耳长、体毛、尾巴和足等形态特征（图 2.6）。

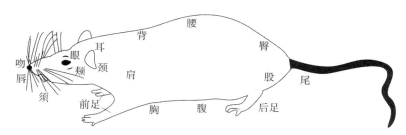

图 2.6　鼠类外形结构示意图

一　体型

不同鼠类体型不同，主要看体型的大小。体长是从吻端至肛门的长度，这是最基本的数据，每个标本均要收集。如小家鼠体型小，体长为 60~100 mm；巢鼠体型更小，体长为 56~90 mm；褐家鼠体长 80~300 mm；齿鼹鼠体型大，体长可达 400~500 mm。

二　头骨

不同类型的鼠类，头骨的形态特征不同。鼠类的头骨特征常作为分类的特征。例如，小家鼠头骨略细长，吻部短，脑颅低平，额骨微向上拱。

三　牙齿

啮齿动物以牙齿的特点而得名。具有上下门齿一对（兔形目上门齿 2 对），呈凿状，终生生长，需经常咬啮物体磨牙以保持适当长度。啮齿动物无犬齿（食虫目、树鼩目有犬齿）。如小家鼠上颌门齿的后缘有一极明显的缺刻（特有），上颌门齿咀嚼面具三纵列丘状齿突，第一白齿甚大。

四　体毛

体毛分为柔毛、普通毛、棘毛、针毛。毛的有无和比例，毛的长度、密度、质地（柔软或坚硬）、毛色、毛斑纹等特征因鼠种的不同而不同。

鼠类身体不同部位的毛色不同，背部多为黑灰色、灰色、暗褐色、灰黄色或红褐色；腹部一般为灰色、灰白色或硫黄色。但同一种鼠不同的季节、不同地域、不同发育阶段毛色亦会有不同。

体毛还形成各种斑纹，如花鼠类体背有数条明显的黑纵纹；黑线姬鼠、黑线仓鼠体背有一条黑纵纹；社鼠、板齿鼠背面中央为黑褐色；黄胸鼠、黄毛鼠、白腹巨鼠等还以某部位的毛色来命名。

五 乳头

乳头数目因种类而有变化，黄胸鼠、小家鼠有 5 对；褐家鼠有 6 对；黑线姬鼠、黑线仓鼠有 4 对；而红颊长吻松鼠的乳头只有 2 对。

六 足

后足的长短和趾间是否有皱形蹼（善游泳的种类有蹼）常作为分类特征。跳鼠后足相当发达；鼢鼠前肢和爪粗壮，适于掘土；小家鼠四足背面呈暗褐色或污白色。

七 尾

尾长。尾长是指肛门至尾末端的距离（不包括端部的毛），常作为分类特征。如褐家鼠与黄胸鼠相似，但褐家鼠的尾长大于体长的一半，但不超过体长；而黄胸鼠的尾长大于或等于体长；小家鼠的尾长短于或等于体长。

尾毛及特点。主要查看尾上有否覆毛以及尾毛的颜色。如小家鼠的尾两色，背面较深，为暗褐色，腹面稍浅，呈沙黄色；社鼠的尾尖端毛白色，故称为"白尾星"；子午沙鼠的尾毛全为锈黄色。

鳞环。主要查看尾上是否有鳞环包被，如板齿鼠等尾鳞环清晰可见。

? 思考题

1. 有害生物有什么危害？
2. 根据危害把有害生物分成哪些类别？
3. 简述常见媒介生物在节肢动物的分类地位。
4. 简述昆虫的主要形态特征。
5. 简述鼠类的形态特征。

第三章 卫生杀虫药械及其应用

学习目标

1. 了解常用卫生杀虫剂种类与剂型。
2. 了解常用灭鼠剂种类与剂型。
3. 掌握常量、超低容量喷雾器和热烟雾机的结构与应用。

杀虫剂应用目前是控制有害生物的重要措施之一，也是病媒生物应急控制的最主要手段。由于杀虫剂具有杀虫谱广、杀虫速度快等特点，因此广泛应用于卫生杀虫领域、农业、林业、牧业、渔业。用于卫生害虫防制的杀虫剂称为卫生杀虫剂，过去在进行农药登记时用 WP（"卫品"两字汉语拼音的缩写）或 WL（"卫临"两字汉语拼音的缩写）予以标明。现在临时登记已经取消，所有卫生杀虫剂登记号统一以 WP 开头。卫生杀虫剂的使用效果，往往取决于施药器械的选择。只有做到药物与器械的合理匹配使用，才能使药物效果得到有效发挥。

第一节 常用卫生杀虫剂的种类与剂型

可用于卫生害虫防制的杀虫剂种类很多，根据组成可分为化学杀虫剂和生物杀虫剂两大类。化学杀虫剂又分为有机氯类杀虫剂、有机磷类杀虫剂、氨基甲酸酯类杀虫剂、拟除虫菊酯类杀虫剂、吡虫啉类杀虫剂等等。

为了方便各种器械和在现场大面积使用，杀虫剂往往加工成许多种剂型，最常用的如粉剂、可湿性粉剂、乳油剂、水剂、油剂、悬浮剂、微胶囊剂、烟雾剂、毒饵（胶饵）、缓稀剂、气雾剂等等。初级教程只介绍常用的拟除虫菊酯类、有机磷类和氨基甲酸酯类杀虫剂的主要种类与剂型，并从药物的特点、毒理和防制对象等方面加以简述。

一 拟除虫菊酯类杀虫剂

该类杀虫剂是一类广谱性杀虫剂，对害虫具有很强的触杀活性，并兼有胃毒、拒食和驱避作用，但无内吸和熏蒸作用。该类杀虫剂杀虫效果好，对环境污染小，残效期也比较适中，因而广泛用于防制农业、林业卫生害虫。

拟除虫菊酯类的毒性机理均是阻碍钠离子（Na$^+$）、钾离子（K$^+$）在细胞膜上的通道，从而影响神经传导的一类神经毒剂。过去提取的天然除虫菊酯类药剂容易分解，因此目前多为人工合成的拟除虫菊酯类药剂。此类杀虫剂多数为低毒品种，品种和剂型较多，应用方便，对许多卫生害虫均有杀灭效果。拟除虫菊酯类药剂使用不当时较容易产生抗药性，因此在应用中要特别注意药物的轮换使用。

（一）高效氯氰菊酯

特点：主要成分为高效氯氰菊酯或添加胺菊酯的混配剂，具有击倒速度快，杀灭力强，持效期长，不易产生抗性，并具有黏附性好，均匀度高的特点。

毒性：高效氯氰菊酯对人、畜、鼠低毒，但对蜜蜂、鱼、蚕、鸟均为高毒。

防制对象：高效氯氰菊酯可防制卫生害虫的成蚊、蝇、蟑螂、蚂蚁、蚤、虱、臭虫和动物体外寄生虫（如蜱、螨）等；对农业害虫的蚜虫、介壳虫、斑潜蝇类、甲虫类、椿象类、木虱类、蓟马类等也有较好的防效。

防制成蚊及家蝇成虫时，用 4.5% 可湿性粉剂 0.2~0.4 g/m^2，加水稀释 250 倍进行滞留喷洒；防制蟑螂时，在蟑螂栖息地和活动场所用 4.5% 可湿性粉剂 0.9 g/m^2，加水稀释 250~300 倍进行滞留喷洒；防制蚂蚁时，用 4.5% 可湿性粉剂 1.1~2.2 g/m^2，加水稀释 250~300 倍进行滞留喷洒。

（二）溴氰菊酯

特点：溴氰菊酯是拟除虫菊酯类杀虫剂中毒力最高的一种，故是目前许多 PCO 公司常用的药剂，具有触杀和胃毒作用，触杀作用迅速，击倒力强；但没有熏蒸和内吸作用；在高浓度下对一些害虫有驱避作用；持效期长，在光照、受热、空气及酸性介质中较稳定，在碱性介质中不稳定，气温低时防效好。

毒性：溴氰菊酯属中等毒性，但对鱼、虾、蜜蜂、家蚕毒性大。对水稍微有危害，不要让未稀释或大量的产品接触地下水、水道或者污水系统，防止污染周围环境。

防制对象：溴氰菊酯类杀虫剂杀虫谱广，对鳞翅目、直翅目、缨翅目、半翅目、双翅目、鞘翅目等许多害虫有效，对蚊、蝇、蟑、蚤等多种卫生害虫致死力强，但对螨类、介壳虫、盲椿象等防效很低或基本无效，还会刺激螨类繁殖。防制卫生害虫主要以可湿性粉剂兑水作滞留喷洒，或涂刷处理卫生害虫活动和栖息场所的表面；对蟑螂还可配制成毒饵诱杀；对农业害虫可喷雾或拌毒土撒施。防制家蝇、蚊子、蟑螂等用可湿性粉剂按 1∶100 兑水制成悬浮液，在这些害虫活动、栖息的场所表面，以 20~25 mL/m² 喷洒或涂刷。对床板、壁柜、衣、被等场所的跳蚤、虱子，可将 2.5% 凯素灵可湿性粉剂稀释成 100~250 倍液喷雾或药浴，持效期较长，可达 6 个月。

（三）胺菊酯

特点：胺菊酯具有触杀作用，对蚊、蝇等卫生害虫具有快速击倒效果，但致死性能差，有复苏现象。因此要与其他杀虫效果好的药剂混配使用。它对蟑螂具有一定的驱赶作用。该药为世界卫生组织推荐用于公共卫生的主要杀虫剂之一。

毒性：胺菊酯属低毒杀虫剂，对人畜安全，但对鱼有毒。

防制对象：胺菊酯可防制蚊、蝇、蟑、臭虫、跳蚤、虱、蠓、飞蛾、蜘蛛、蚜虫等，亦常与氯菊酯或高效氯氰菊酯等复配成气雾剂，或烟雾剂、喷射剂。其常用于家庭、公共场所和仓库等有害生物防制。

（四）氯氰菊酯、顺式氯氰菊酯

特点：具有触杀作用，也有胃毒作用，在致死浓度下有驱避作用，但无熏蒸和内吸作用。属负温度系数杀虫剂，即气温低比气温高时药效好。因此，在午后、傍晚施药效果较好。在中性和酸性条件下稳定，强碱条件下易水解；热稳定性较好。

毒性：氯氰菊酯和顺式氯氰菊酯均属中等毒性，但均对鱼高毒，对蜂、蚕有剧毒。

防制对象：氯氰菊酯杀虫谱广，对鳞翅目幼虫效果好，对双翅目、半翅目、直翅目等害虫也有较好的效果，但对象鼻虫和部分介壳虫防效不好，对螨类无效。它可与多种有机磷和氨基甲酸酯杀虫剂混用，能扩大杀虫谱、增效和延缓害虫产生抗药性。防制家蝇、蚊子、蟑螂时使用剂量为 15~30 mg/m² 或 5% 可湿性粉剂 100~250 倍稀释液，按 50~100 mL/m² 在栖息和活动场所物体表面作滞留喷洒，亦可涂刷。防制臭虫时按 40~50 mg/m² 在栖息活动场所滞留喷洒或缝隙涂刷，也可配成膏剂堵塞缝隙。

（五）氟氯氰菊酯

特点：氟氯氰菊酯以触杀和胃毒作用为主，无内吸及熏蒸作用。其杀虫谱广，有速效和长效作用，并对某些成虫有拒避作用。它是含氟类的拟除虫菊酯，活性较高，对卫生害虫有较好药效，对蚊、蝇、蟑等卫生害虫有较好杀灭效果。目前登记 WP 的有 10% 可湿性粉剂和 12.5% 悬浮剂等。

毒性：氟氯氰菊酯对哺乳动物毒性较低，对鱼毒性大，对蜜蜂也有毒。

（六）右旋胺菊酯

本品对热很稳定，光照下逐渐分解。它对蚊、蝇等卫生害虫击倒速度极快，对蟑螂具有驱赶作用，但杀死力和残效性都较差，故常与其他杀死能力强的药剂复配使用，适合制作喷雾剂、气雾剂等。它在气雾剂中的含量为 0.15% ~ 0.25%，配加适量的致死剂、增效剂。防制对象和使用方法同胺菊酯。

（七）三氟氯氰菊酯

三氟氯氰菊酯又叫高效氯氟氰菊酯，是氯氟氰菊酯的一种高效体，是拟除虫菊酯类杀虫剂新品种。许多拟除虫菊酯类对螨类没效果，但三氟氯氰菊酯能兼治各种螨类。三氟氯氰菊酯防制效果好，深受用户欢迎，近年来，已得到大面积推广。

三氟氯氰菊酯属中等毒性，对眼睛和皮肤有刺激作用，对水生生物、鱼类、蜜蜂、家蚕高毒。它具有触杀、胃毒作用，无内吸作用，在水中的水解半衰期约为 7 天，性质较稳定。

三氟氯氰菊酯可杀虫、杀螨，也能防制动物体上的寄生虫。它对鳞翅目、鞘翅目和半翅目等多种害虫，以及叶螨、锈螨、瘿螨、跗线螨等有良好效果，在虫螨并发时可以兼治，对蚊、蝇和蟑螂都有较好杀灭效果。目前有 2.5% 乳剂、乳油和 10% 可湿性粉剂等。

二 有机磷类杀虫剂

有机磷类杀虫剂是指含磷元素的有机化合物杀虫剂。其多为油状液体，有大蒜味，挥发性强，微溶于水，遇碱易受破坏。多数属高毒或中等毒性，少数为低毒类。有机磷杀虫剂在世界范围内广泛用于防制植物虫害和卫生害虫。

可用于卫生害虫杀虫的较低毒的有机磷类杀虫剂有敌百虫、敌敌畏、甲胺磷、毒死蜱、双硫磷、辛硫磷、马拉硫磷和倍硫磷等。

（一）毒死蜱

中文名为氯蜱硫磷、氯吡硫磷。化学品名：O,O-二乙基-O-（3,5,6-三氯-2-吡啶基）硫代磷酸酯。

特点：它为非内吸性广谱杀虫、杀螨剂，在土地中挥发性较高。有乳油、颗粒剂、微乳剂等剂型，使用中以乳油最多；30% 微乳剂可用于绿篱技术和白蚁预防用药。

（二）倍硫磷

化学名：O,O-二甲基-O-（3-甲基-4-甲硫基苯基）硫代磷酸酯等。

特点：倍硫磷是对人、畜低毒的有机磷杀虫剂，对多种害虫有效，主要起触杀和胃毒作用，残效期长，对卫生害虫蚊、蝇、臭虫、虱子、蟑螂也有良好效果。

（三）马拉硫磷

马拉硫磷又名防虫磷。学名 O,O-二甲基-S-（1,2-二乙氧羰基乙基）二硫代磷酸酯。

特点：马拉硫磷为高效低毒杀虫、杀螨剂，防制范围广。在中性介质中稳定，在碱性介质或酸性介质中均会水解。微溶于水，易溶于醇、醚、酮等多数有机溶剂。常用于杀灭仓库害虫和蚊、蝇幼虫和臭虫等卫生害虫。

 氨基甲酸酯类杀虫剂

氨基甲酸酯类杀虫剂是人类针对有机氯和有机磷杀虫剂的缺点而开发出的一种新型广谱杀虫、杀螨、除草剂。

氨基甲酸酯类杀虫剂具有作用迅速、选择性高、高效、广谱、对人畜低毒、易分解、残留期短等特点，有些品种还具有强内吸性。一般在酸性条件下较稳定，遇碱易分解，暴露在空气和阳光下易分解，在土壤中的半衰期为数天至数周。氨基甲酸酯类杀虫剂在农业、林业和牧业等方面都得到了广泛的应用，在卫生杀虫中的应用也逐年增加。其选择性高、无残留毒性、对环境污染少的特点是较符合行业要求应用的对环境友好的一类药剂。

氨基甲酸酯类杀虫剂已有1000多种，其使用量已超过有机磷类杀虫剂，销售额仅次于拟除虫菊酯类杀虫剂而位居第二。氨基甲酸酯类杀虫剂根据取代基的变化划分为三大类。

（一）二甲基氨基甲酸酯类

氮原子上的两个氢均被甲基取代。主要种类有地麦威、吡唑威、异索威、敌蝇威和抗蚜威等。

（二）甲基氨基甲酸芳香酯类

品种最多，氮原子上一个氢被甲基取代，芳基可以是对、邻和间位取代的苯基、萘基和杂环苯并基等。主要品种有西维因、仲丁威、灭害威、残杀威、除害威、速灭威、害扑威、叶蝉散和克百威（呋喃丹）等。

（三）甲基氨基甲酸肟酯类

由于肟酯基的引入，此类化合物变得高效高毒。在这类化合物中，烷硫基是酯基中的重要单元。主要品种有涕灭威、灭多威、棉果威、杀线威和抗虫威等。

第二节　常用灭鼠剂的种类与剂型

灭鼠剂按作用速度可分为急性灭鼠剂和慢性灭鼠剂两类。

急性灭鼠剂的特点是作用快，鼠类取食后即可致死（可在几小时或1~2天中毒）；缺点是毒性高，对人畜不安全，并可产生第二次中毒，鼠类取食一次后若不能致死，易产生拒食性。急性灭鼠剂已被大部分国家明令禁用。我国宣布禁用的有氟乙酰胺（1081）、氟乙酸钠（1080）、四亚甲基二砜四胺（又名毒鼠强、四二四），这些灭鼠剂经常引起人的中毒事故，危害极大。目前世界各国允许使用的急性灭鼠剂仅仅只有磷化锌等少数几种。

慢性灭鼠剂又称缓效性灭鼠剂或慢性多剂量灭鼠剂，如杀鼠灵、敌鼠钠盐、鼠得克、溴敌隆、大隆等（主要是抗凝血灭鼠剂，按其化学结构又可分为香豆素类灭鼠剂和茚满二酮类灭鼠剂）。其特点是药剂在鼠体内排泄慢，潜伏期为 3～15 天，鼠类连续取食数次，药剂蓄积到一定量方可使鼠中毒致死；高效（灭效可达 90% 以上）；安全（有特效解毒药维生素 K_1），对人畜危险性较小。

第一代的抗凝血灭鼠剂于 20 世纪 40 年代末出现，前期主要有敌鼠钠盐、杀鼠灵、杀鼠醚（立克命）、比猫灵等，后期主要有敌鼠、鼠完、氯敌鼠等。随着使用时间的推移，逐渐出现了抗性。第二代抗凝血杀鼠剂于 20 世纪 70 年代后出现，如鼠得克、溴敌隆、大隆、杀它仕等。新型环保毒鼠剂，如胆钙化醇毒鼠剂。

目前常用的杀鼠剂主要有敌鼠钠盐、溴敌隆、大隆（溴鼠灵）、杀它仕（氟鼠灵）等。

一 敌鼠钠盐

敌鼠钠盐化学名称：2-二苯基乙酰基-1,3-茚满二酮。敌鼠钠盐是应用广泛的第一代抗凝血灭鼠剂品种之一，具有适口性好、效果好等优点，一般给药后 4～6 天出现死鼠。主要通过胃肠道吸收，皮肤和呼吸道吸收很慢。吸收后大部分进入肝脏。蓄积作用小，潜伏期为 3～14 天，对小家鼠为 3～21 天。狗和猫对此药很敏感，有二次中毒的危险。猪则很耐药，用于养猪场灭鼠很安全。

在鼠体内不易分解和排泄。有抑制维生素 K_1 的作用，阻碍血液中凝血酶原的合成，使摄食该药的老鼠内脏出血不止而死亡。中毒个体无剧烈的不适症状，不易被同类警觉。

二 溴敌隆

溴敌隆又称乐万通，属香豆素类，为第二代抗凝血杀鼠剂。化学性质稳定，耐储存，但高湿高温条件下则不稳定，受热易分解成有毒溴化物气体。

主要通过胃肠道吸收，对褐家鼠的潜伏期为 3～12 天，对黄胸鼠为 4～15 天，对小家鼠为 3～18 天。溴敌隆对家栖鼠、田鼠均有很好的防制效果。家禽对溴敌隆较敏感，在饲养场使用时要特别小心，防止家禽中毒。溴敌隆是新型高效的第二代抗凝血灭鼠剂，具有毒力强大，高效、广谱、安全、不引起第二次中毒的特点。对小家鼠的急性毒力是敌鼠钠盐的 44 倍，杀鼠灵的 214 倍，杀鼠醚的 88 倍。它在杀灭草原、农田、林区、城乡多种环境的 20 多种家鼠、野鼠及对第一代抗凝血剂产生抗性的"超级鼠"方面均有较理想的杀灭效果。

中毒症状：腹痛、背痛、恶心、呕吐、鼻衄、齿龈出血、皮下出血、关节周围出血、尿血、便血等。

急救措施：如发生误服中毒，不要给中毒者服用任何东西，应立即就医。可静脉注射 10 mg 维生素 K_1，每次间隔 8~12 小时，重复 2~3 次。如采用口服，一天最大用量不得超过 100 mg，维生素 K_1 共用 10~15 天。还可输 200 mL 柠檬酸净化血液。

三 大隆

大隆又称溴鼠灵、鼠必死、溴联苯鼠隆，溴鼠隆，溴联苯杀鼠萘，3-［3-（4-溴联苯基-4）-1,2,3,4-四氢萘-1-基］-4-羟基香豆素。

大隆属香豆素类，为第二代抗凝血灭鼠剂。兼有急性和慢性灭鼠剂的优点，通过胃肠道吸收，适口性好，鼠不拒食，无二次中毒问题。

溴鼠灵原药急性经口 LD_{50}（mg/kg）大鼠为 0.47~0.53，小家鼠 2.4，褐家鼠 0.32，黄毛鼠 0.41；对蜜蜂、家蚕、鱼类、鸟类有毒。对褐家鼠的潜伏期为 4~12 天，小家鼠 1~26 天。含有溴鼠灵的灭鼠剂在世界各地使用都非常成功，并已使用了许多年，是目前世界上最有效的灭鼠剂。作为一种抗凝血剂，大隆有减少血液凝块的能力，使啮齿动物内出血而死，但死后的几天内本品即可消解，毒性不会长期残留，不会引发二次中毒。大隆不像其他类型的饵剂需要多种同时使用才能有效。大隆含有耐抗凝成分，具有耐药性的老鼠，也可完全有效杀灭。

四 氟鼠酮

氟鼠酮也称氟鼠灵、氟羟香豆素、伏灭鼠（台），属香豆素类，为第二代抗凝血灭鼠剂。其生物活性与大隆相似，急性毒力大，口服急性毒力 LD_{50} 不超过 1 mg/kg。控制家栖鼠和野鼠都有优异的效力，对非靶动物包括鸟类、禽类的急性毒力都较低，但狗对其较敏感，适用于防制室内及农田中的各类鼠害。

本品是一种适口性佳的慢性灭鼠剂，通过干扰凝血过程而发挥作用，一次饱和投饵就能控制各种鼠类。

五 胆钙化醇

胆钙化醇即维生素 D_3，或称胆骨化醇，是一种广泛应用于饲料、食品、医药行业的补钙剂，最近已被世界卫生组织（WHO）列入常用的灭鼠剂目录。老鼠摄取胆钙化醇毒饵后，血钙浓度快速升高而引发循环系统障碍，导致心、肾器官衰竭而致死。它具有安全环保的特点，对鸟类、禽类毒性极低，对环境友好。胆钙化醇是国家标准规定唯一可用于有机食品加工场所的灭鼠剂，也是唯一被美国环境保护署（U. S. Environmental Protection Agency）及有机物质检查委员会批准，可用于有机农业、食品加工场所的灭鼠剂，可有效防制抗性鼠，并可增效抗凝血灭鼠剂。

第三节　常用卫生施药器械的结构与应用

施药器械、杀虫药剂、施用方法是实施化学防制的三大要素。杀虫效果的好坏，取决于三者的合理配置和应用。施药器械与药剂必须紧密结合，互相补充。施用方法不正确，则会造成药物的浪费、环境的污染、害虫抗性的增强。

一　施药器械的分类

（1）按雾化原理可将喷雾器分为压力雾化式喷雾器、离心雾化式喷雾器、气力雾化式喷雾器、静电雾化式喷雾器和热力雾化式喷雾器。

（2）按携带方式可将喷雾器分为手持式喷雾器、手提式喷雾器、背负式喷雾器、摩托车载超低容量喷雾器、车载超低容量喷雾器和飞机超低容量喷雾器。

（3）按动力方式可将喷雾器分为手动式喷雾器、电动式喷雾器、机动式喷雾器。

（4）按雾粒向目标的沉积方式可将喷雾器分为直接撞击式喷雾器、漂移沉积式喷雾器和静电沉积式喷雾器。

（5）按处理方式可将喷雾器分为空间速杀用喷雾器和表面滞留喷洒用喷雾器。

二　施药器械的结构与使用

施药器械是化学防制的重要工具。器械性能的优劣，使用方法是否得当，将直接影响杀虫效果、工作效益、器械的使用寿命和生产成本。要做到安全使用施药器械，有害生物防制员必须熟悉和掌握施药器械的性能、使用方法及维修保养方法等。

（一）**手动喷雾器**

手动喷雾器是利用手动方式加压，迫使药液通过喷头喷出的喷雾器械。手动喷雾器是我国最早最常用的喷雾器械，具有结构简单、操作方便、价格低廉、适应性广等特点。目前，我国手动喷雾器有手持压缩式（储压式）、肩挂式（储压式）、背负式等多种类型。

1. 手持压缩式（储压式）喷雾器

手持压缩式喷雾器体积小，重量轻，用于小型、少量的局部施工。

这类喷雾器由于储气较少，压力低，工作效率比背负式喷雾器低。压缩式喷雾器按携带方式又分为肩挂式和手提式两种。手持压缩式喷雾器通常被认为是滞留喷洒的标准设备。

结构：由药桶、气筒、开关、喷杆和喷头组成。

适用场所：室内外各类场所的滞留喷洒。

适用剂型：水乳剂、悬浮剂、乳油、微乳剂、微胶囊剂和可湿性粉剂。

2. 肩挂式手动（储压）喷雾器

肩挂式（储压）喷雾器的原理、作业前检查、配药、使用操作方法等与手持储压式喷雾器相同，只是配备了肩带，喷雾操作时可将喷雾器挂于肩上。

3. 背负式手动喷雾器

背负式手动喷雾器有可将药桶背于背上的双背带，除操作方法上需一边喷雾一边打气保持药箱压力外，其他方面如原理、作业前检查、配药、清洗保养、注意事项等均与手持压缩式（储压式）喷雾器相同。

（二）电动喷雾器

电动喷雾器具有效率高（可达手动喷雾器的 3~4 倍）、劳动强度低、使用方便的优点。但也有因品牌太多、型号各异、配件不通用而维修困难，修理费用高等缺点。电池一般使用时间不够长，但随着新型的石墨烯电池面世，这一问题有望得到较好的解决。

1. 背负式常量电动喷雾器

以静电喷雾器为例。静电喷雾技术是目前国际上一项先进的施药技术，由此开发出来的静电喷雾器也是目前最新型的喷雾器械，具有其他常规喷雾器所没有的优点。

（1）结构。

静电喷雾器系统主要由液泵、风机、药箱、常量喷头、静电系统及喷雾控制系统等部分组成。整机动力由蓄电池提供，经电气控制系统控制风筒的转动和摆动、风机的启停、静电系统及药液泵的启动。与普通的电动喷雾器不同的是，背负式静电喷雾器多了一个高压静电发生器。背负式静电喷雾器的外观及结构（见图 3.1 和图 3.2）。

（2）应用范围。

适用场所：适于仓储、外环境、垃圾场等室内外各类场所的滞留喷洒处理，对靶标栖息场所可全方位给药，广泛用于防制植物的病虫害。也是目前卫生害虫防制最理想的器械。

适用剂型：水乳剂、悬浮剂、乳油、可湿性粉剂、微乳剂和微胶囊剂。

（3）喷雾特点。

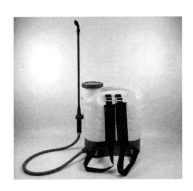

图 3.1 背负式静电喷雾器

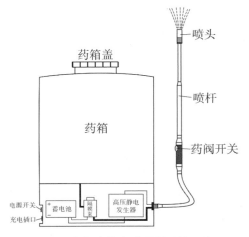

图 3.2 背负式静电喷雾器结构示意图

雾滴均匀：能有效地减小雾滴尺寸，提高雾滴谱均匀性，电压为 20 kV 时，雾滴尺寸减小约 10%，雾滴谱均匀性提高约 5%。

雾滴电荷相同：静电喷雾形成的雾滴带有相同的负电荷，在空间运动中相互排斥，不会发生凝聚增大效应，对靶标物体覆盖均匀。

带物体表面的异性电荷：带电雾滴的电荷属物体外部的异性电荷，且静电力的强度是重力的 75 倍，具有很好的静电吸附效果。在电场力的作用下，雾滴能快速吸附到物的全方位物面，提高了杀虫剂在物体上的沉积量，改善了杀虫剂沉积的均匀性。同时，带电雾滴表面张力小，吸附性强，可较好地提高各类杀虫剂的药效。

持效期长：由于带电雾滴在物体上吸附能力强，药剂在物体上黏附牢靠，同时还可延缓杀虫剂的水解、光解和氧化降解的过程，因而可延长杀虫剂的残效期。若配合喷洒微胶囊剂可使残效期更加长久，这对外环境防制极为有利。若应用静电油剂作原药喷施，还可起到省药、省工、节能的效果，从而使施药成本大大降低。

2. 背负式电动超低容量喷雾器

（1）工作原理。

背负式电动超低容量喷雾器（见图 3.3）以蓄电池为动力，带动风机产生高速旋切气流，同时将药液加压，按一定流量（可调节）送到喷嘴和高速气流汇合处，在高速旋切气流和喷嘴特殊结构（离心雾化和速度雾化）共同作用下，将药液旋切为极小的雾粒。由于雾粒直径极小（小于 50 μm），药液雾粒在空间具有很强的弥漫性，在空间能悬浮较长的时间，对空气具有持续的消毒

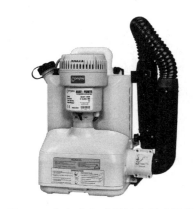

图 3.3 背负式电动超低容量喷雾器

灭菌作用，且能增加药物接触飞虫的概率。这种喷雾器配合高效的药物能够充分体现速杀害虫和空气消毒的作用。

（2）特点。

用蓄电池作机器动力，这样便大大解决了机器使用场所的局限性。喷头附着在柔韧的软管之上，为操作带来了很大的方便。

器械的操作部件，如高低挡开关、药阀开关、流量调节旋钮等设计均符合人体工程学原理，大大提高了工作的效率。

可以通过喷头处的流量调节旋钮来调节流量，同时可改变雾粒粒径的大小（流量越大粒径越大，流量越小粒径越小）。

根据不同的药剂特性及具体防制对象来选择合适的喷量和粒径大小。

3. 手提式电动超低容量喷雾器

手提式电动超低容量喷雾器（如图 3.4）具有无废气排放、噪声小等优点。

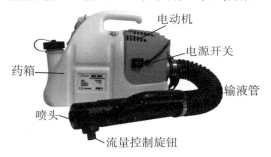

图 3.4　手提式电动超低容量喷雾器

（1）结构。

手提式电动超低容量喷雾器（如图 3.5）主要由高速电动机、风叶、药箱和雾化器四大部分组成。高速电动机主要产生高速气流，药箱用于储存药液，雾化器主要形成药雾。

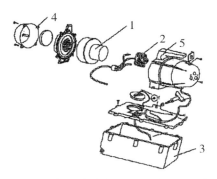

图 3.5　手提式电动超低容量喷雾器结构图

1. 高速电动机　2. 雾化器　3. 药箱　4. 后盖　5. 外壳

特点：它具有功率大，重量轻，手提操作，使用方便的特点。它喷出的雾滴微细均匀，直径为 10~50 μm，空间漂浮时间长，杀灭飞虫效果好，迅速。射程远，水平可达 6 m；覆盖面宽，单位面积用药量少，平均为 0.1~0.2 mL/m²。耐用防腐，药箱和喷嘴材料采用抗酸碱、耐腐蚀的工程塑料。

（2）应用范围。

手提式电动超低容量喷雾器适用于小面积的室内空间喷洒杀灭卫生害虫，可用来杀灭蚊类、蝇类等，也可作空间喷雾空气消毒用。

（三）机动常量喷雾器

机动喷雾器是以汽油机作动力的喷雾器。它具有工作效率高、喷雾效果好、适宜大范围作业的优点，但也有购机价格高、使用成本高，自重大、噪声大、机温高、机手作业环境差等缺点。

1. 背负式机动喷雾喷粉器

背负式机动喷雾喷粉器（图 3.6）是一种高效益、多用途的施药机械，可进行喷雾、喷粉作业，适用于城乡卫生防疫及畜牧场、仓储的卫生消毒和农作物病虫害的防制。它具有结构紧凑、体积小、一机多用、射程高、撒布均匀、操作方便等特点，适用于突发应急事件时大面积快速喷洒。

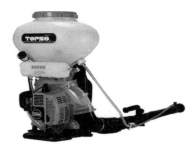

图 3.6　背负式机动喷雾喷粉器

（1）结构。背负式机动喷雾喷粉器的结构包括 1E40F 汽油机（1.6 马力，约合 1176 W）、高压离心式风机、皮带轮及皮带、泵支架、泵体、叶轮及轴、储药箱及管道。以 1E40F 汽油机为动力，发动机曲轴直接驱动风机轴以 5000 转/min 的速度转动。储药箱既是储液箱又是储粉箱。作业人员通过控制不同的药阀开关即可进行喷雾或喷粉的转换。

（2）适用场所。背负式机动喷雾喷粉器适用于室外环境滞留喷洒或喷粉。

（3）适用剂型。背负式机动喷雾喷粉器适用于水乳剂、悬浮剂、乳油、微乳剂、微胶囊悬浮剂和粉剂。

2. 液力式机动喷雾器

以某品牌液力式机动喷雾器（图 3.7）为例进行说明。

（1）结构。该液力式机动喷雾器主要由二冲程汽油发动机、传动总成、液力泵、储药箱、喷洒系统（开关、喷管、喷头、喷杆、把手）、支架等组成。二冲程汽油发动机产生动力。传动总成把发动机的动力传递到液力泵。液力泵形成高压药液。喷洒系统输送和控制药液及形成药雾。

特点：液力式机动喷雾器的功效高，喷幅宽；雾粒直径在 100~200 μm，可作常量喷雾。其使用二冲程发动机作动力源；压力泵采用双向柱塞泵；采用不锈钢喷

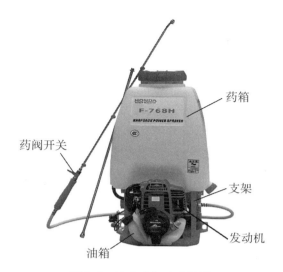

图 3.7　液力式机动喷雾器

嘴和聚乙烯药桶。

（2）应用范围。液力式机动喷雾器适用于大面积快速杀灭卫生害虫或消毒作业。

（四）热烟雾机

热烟雾机是以脉冲式喷气发动机为动力，利用其尾气的热能和动能把油性药物汽化成烟雾状喷出的新型超低容量喷雾设备。用烟雾施药技术防制病虫害主要是利用烟雾有很好的弥漫性、扩散性，可让药雾扩散到用其他方法很难到达的地方的特点。热烟雾机的结构见图 3.8。

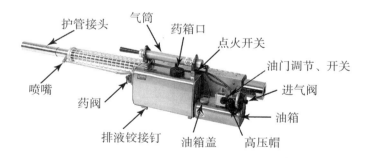

图 3.8　热烟雾机结构示意图

1. 热烟雾机工作原理

工作原理可简单概括为：用气泵打气→给油箱压力→汽油进入化油器雾化→雾化的汽油在燃烧室爆炸→加热护管→爆炸的热量使药液形成烟雾→烟雾从烟管中喷出弥漫于靶标环境中将有害生物杀死。

使用热烟雾机防制害虫有如下特点。

烟雾颗粒小：具有多向沉积特性的有利雾粒在虫体的各个方向上沉积，在小的目标物上沉积率更高，如昆虫的触角和毛孔等，这是防制害虫效果好的原因之一。

附着力强：由于载体是油剂，在虫体上易黏附，使之中毒迅速死亡。

360°无方向性：烟雾在空间弥漫、扩散，呈悬浮状，对杀灭飞行昆虫和空气中的病菌特别有效（杀虫要选用杀虫剂，消毒要选用消毒剂）。

2. 应用范围

热烟雾机适用于下水道、化粪池、垃圾中转站、农贸市场、仓库、食品加工厂、车站、货运码头、公园、宾馆、住宅区、军队生化防疫、大型活动场所（如世博会、世园会、奥运会、亚运会）、园林和森林的有害生物防制等。

？思考题

1. 常用的卫生杀虫剂主要有哪几类？
2. 常用的拟除虫菊酯类杀虫剂的特点是什么？
3. 常用的有机磷类杀虫剂的特点是什么？
4. 常用的氨基甲酸酯类杀虫剂的特点是什么？
5. 常用的灭鼠剂的特点是什么？
6. 第一代抗凝血灭鼠剂和第二代抗凝血灭鼠剂分别有哪些？
7. 卫生施药器械是怎么分类的？
8. 简述手动喷雾器的结构与应用。
9. 简述电动超低容量喷雾器的结构与应用。
10. 简述热烟雾机的结构与应用。

第四章 鼠类防制

学习目标

1. 认识鼠类的危害。
2. 了解啮齿目的形态特征与习性。
3. 掌握褐家鼠和小家鼠的形态特征与习性。
4. 掌握鼠类侵害调查方法。
5. 掌握鼠类防制措施。
6. 学习鼠类防制效果评估方法。
7. 掌握粉迹法监测鼠密度和毒饵饱和投饵法操作技能。

鼠类属动物界、脊索动物门、脊椎动物亚门、哺乳纲、啮齿目的动物。据资料记载，全世界已知的哺乳动物有 4800 余种，而以鼠为代表的啮齿动物就有 2800 余种，我国记载有 200 多种。我们防制的对象主要是啮齿目的鼠科动物，如褐家鼠、小家鼠、黄胸鼠、黑家鼠等家鼠和板齿鼠、黄毛鼠等野鼠。

第一节 认识鼠类的危害

鼠类适应性和繁殖力强，故数量多、分布广，且需每天磨牙，又会传播疾病，因而对农、林、牧等多个行业和人们的健康均可造成严重的危害。鼠类的危害可分为直接危害和间接危害两大类。

一 鼠类的直接危害

（一）鼠类对农业的危害

鼠类为杂食性动物，且每只老鼠每天要吃掉相当于它体重的 1/10～1/5 的食物，农作物从种到收的全过程和农产品的贮存过程中都可能遭受其害。有的老鼠专吃种子和青苗，如褐家鼠、社鼠、黄毛鼠、小家鼠、黑线仓鼠和大仓鼠等；有的以植物的根、茎为食，如竹鼠、鼢鼠、鼹形田鼠等；有些鼠类喜食粮油作物种子，如小家鼠、黑线姬鼠和黄胸鼠等。据估计，每年生产的粮食约有 5% 被老鼠吃掉，全世界每年因鼠损耗的粮食约有 5000 万 t，给农业生产带来巨大的损失。

（二）鼠类对林业的危害

老鼠盗食森林的种子，啃咬成树、幼树苗，伤害苗木的根系，从而影响固沙树木、森林更新和绿化环境，给森林带来严重的危害。危害林业的鼠类主要有红背鼠、棕背鼠、花鼠、松鼠和林姬鼠等。

（三）鼠类对畜牧业的危害

老鼠大量啃食牧草，造成草场退化、载畜量下降、草场面积缩小。沙质土壤地区常因植被被鼠类破坏造成土壤沙化。鼠类的挖掘活动还会加速土壤的风蚀，严重影响牧业的发展和草原建设。危害畜牧业的鼠类主要有黄兔尾鼠、达乌尔黄鼠、旱獭（俗称土拨鼠）、黑唇鼠兔、布氏田鼠和鼹形田鼠等。

（四）鼠类对工业、建筑、仓储、家居的危害

老鼠对工业、建筑、仓储、家居的危害也相当严重。因为老鼠的牙齿每天都在生长，如果每天不咬东西磨牙的话，老鼠就会出现进食困难。由于每天都要找物品磨牙，因而许多非食品的物品都遭其危害。

老鼠危害电缆、电箱，咬破电线造成短路，引发的火灾事故屡见不鲜，造成重大损失。

老鼠危害木质等建筑材料、家具、衣物和仓储包装材料等。

老鼠喜欢打洞，对水利设施、建筑物基础造成严重威胁。老鼠在水利建筑堤坝上打洞，常常引起水库、江河溃堤而造成水灾，严重威胁人民的生命财产安全。

老鼠会把地下泥土掏空，造成局部塌方，危害人类生命财产安全。因此，人们在建楼房时，基础要做防鼠层或配备阻隔带等设施建设。

二 鼠类的间接危害

（一）传播疾病

老鼠是许多病毒、细菌的寄宿携带体，对人类生命健康有重大威胁。鼠类可以直接把病菌传播给人，或通过体外寄生虫间接传给人。就目前所知由老鼠传播的疾病为 35 种以上，主要有鼠疫、钩端螺旋体病、流行性出血热、鼠型斑疹伤寒、恙虫病、血吸虫病、旋毛虫病、沙门氏菌类病等。

据估计，有史以来，死于鼠源疾病的人数远远超过直接死于战争的人数。鼠疫疫源地分布在世界各地，全世界有 200 多种老鼠是鼠疫菌的保菌动物。人间鼠疫在

世界一些地区还时有发生。如停息了 26 年之久的印度，1994 年又重新暴发人间肺鼠疫。

（二）污染食物

每只鼠 1 天要排粪 25~150 粒，排尿 10~20 mL，终生在不断地脱毛。老鼠的这些排泄物对食物污染所造成的损失巨大。老鼠的身体和爪子非常脏，也很容易污染裸露的食物。

老鼠喜欢到处走动，特别是会在食源附近、匿藏点周边排粪便和排尿液，这是老鼠留下领地信号和给同伴留下安全信息的特性。

嚙齿目的形态特征与习性

形态特征目前仍是识别有害生物种类的主要依据。因此，有害生物防制员必须对此有充分的了解。

一　嚙齿目的形态特征

嚙齿目动物的外形及骨骼（见图 4.1 和图 4.2），其形态与其他哺乳纲动物一样，明显分为头、颈、躯干（包括四肢）和尾 4 个部分。本目的主要特征如下。

鼠类体长（以成熟个体为准，是从吻端至肛门的长度）一般为 60~500 mm。小家鼠体型小，体长为 60~100 mm；巢鼠体型更小，体长仅为 56 mm，最大的不超过 90 mm；褐家鼠体长为 80~300 mm；齿䶄鼠体型大，体长达 400~500 mm。

鼠类背部的毛色多为黑灰色、灰色、暗褐色、灰黄色或红褐色，腹部的毛色一般为灰色、灰白色或硫黄色。同一种鼠类在不同的季节、不同的地域、不同的发育

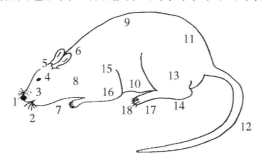

图 4.1　嚙齿动物外形示意图

1. 吻　2. 须　3. 颊　4. 眼　5. 额　6. 耳　7. 喉　8. 颈　9. 背　10. 腹　11. 臀

12. 尾　13. 股　14. 后足　15. 肩　16. 前足　17. 趾　18. 爪

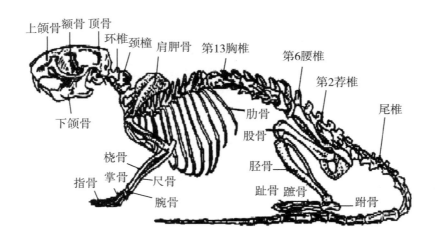

图 4.2　啮齿动物的骨骼（仿杨安峰）

阶段毛色亦有不同。

鼠类的体毛还形成各种斑纹，如花鼠类体背有数条明显的黑纵纹；黑线姬鼠、黑线仓鼠体背有一条黑纵纹；社鼠、板齿鼠背面中央为黑褐色；黄胸鼠前肢趾背为白中带黑；黄毛鼠前肢趾背为纯白色；黄胸鼠、白腹巨鼠等是以某部位的毛色来命名的。

啮齿目的牙齿高度特化。牙齿数一般不超过 22 枚，但非洲的多齿滨鼠属有 28 枚牙齿，而新几内亚的一种齿鼠只有 4 枚门齿和 4 枚臼齿。啮齿目上下颌各有 1 对门齿，缺乏犬齿，留有齿隙，从侧面看，前臼齿消失或 1~2 枚，臼齿 3 枚。其门齿仅在前面有珐琅质，后面的软齿质比前面消耗快，结果形成总是尖利的凿刀状门牙。此外，啮齿目的门齿无齿根，能终生生长，因此必须经常磨牙，以求得生长平衡。

啮齿目另一重要特征是有发达的颌骨区域以及由此开始参与下颌运动的咀嚼肌。下颌骨窝位于鳞状骨颧突的腹面，是一个拉伸了的关节窝，缺少下颌窝后突，其作用是控制下颌的前后运动。颧弓位于颧骨的中部，其作用是连接上颌颧突和鳞状骨颧突。框后突变化较大，有的种类有，有的无。乳骨突较大，多数可见翼蝶骨管，但有的很小，难以发现。

其他特征还包括锁骨的结构，前后足的趾爪数量、结构变异，颞肌数量和乳头的数量及位置的变化等。

啮齿目咀嚼肌的特点：表层咀嚼肌起于上颌骨颧突的咀嚼肌结，终于下颌骨底部的中后缘和角突；侧面咀嚼肌从表层咀嚼肌后面沿颧弓下缘开始，到下颌骨底部中后缘终止；中层咀嚼肌很小，沿颧弓中央内部开始，到下颌齿列后部结束。

二　啮齿目的生活习性

生活习性是生物体与生态环境长期相互作用下所形成的固有的适应属性，也就是指各种生物日常生活所表现出来的习惯性的特性。啮齿目的主要生活习性包括如下几个方面。

（一）取食特性

啮齿目动物多数种类取食植物，尤其是植物的种子。许多鼠类与仓鼠类的臼齿咀嚼面都有适于研磨植物种子的结构，有 2~3 列丘状齿尖或复杂的齿纹。但栖息在居民区及附近地区的尤其是褐家鼠也食动物性食料。人类的各类食物、垃圾、粪便等均可成为啮齿目动物的食物来源。老鼠日均食量为自身体重的 1/5 或 1/10，食物的营养价值越低，食量越大。老鼠觅食主动、频繁，防制时应利用这一特性。野外鼠种食性较单纯，以当地植物为主，取食的种类取决于当地条件。

鼠类能够繁衍至今，正是因为适应了本地的生活环境。为防食物的一时短缺，有的鼠种有存粮的习性。为求安全，有的鼠种会将食物拖入洞内或隐蔽处后方才进食，但家栖鼠种较少在洞内进食。

（二）活动特性

为了安全，鼠类多在夜间或晨昏活动，在傍晚和黎明前各有一次活动高峰，但也有不少种类在白昼活动。在一些无人的环境里，老鼠白天也外出活动。鼠类多沿墙根壁角、家具边、坎基、沟边活动，有比较固定的路线，常常形成明显的光亮的深灰或黑色的鼠路。野鼠中多数种类也在夜间活动，但栖息在草原或荒漠等地区的一些种类则夜伏昼出。有的野鼠也有光滑的鼠路，但多数鼠种的鼠路不明显。

通常，家鼠的活动范围多在一幢或几幢相邻的建筑物内，当鼠类密度过高或生存条件恶化或感到威胁时可向周围扩散。老鼠的活动能力甚强，可沿水平的电缆或树枝行走，可从粗糙的墙面向上攀登。褐家鼠和黄胸鼠在平地上可跳高约 60 cm，跳远约 1.2 m，可从 15 m 的高处跳下而不受伤害，可游泳 800 m，并能潜过水闸，通过便器弯管。小家鼠活动能力较差，活动范围小，但可钻过大于 0.6 cm 的缝隙。

在冬季的鼠类活动量一般会减少。在冬季到来前，鼠类会在体内贮存脂肪供蛰伏时用；或从秋季开始储存食物。有些鼠类口中生有临时贮放食物的颊囊。生活在中亚沙漠区的细趾黄鼠有夏眠的习性。

（三）反应特性

惊疑性：过去的不良经历会在鼠类以后的行为活动中表现出来，鼠类会对其产生回避，如急性鼠药、自配成分浓度不纯的毒谷、粘鼠板、鼠笼和鼠夹所导致的痛苦、受伤等经历。老鼠会回避这种与不良经历有关的物体及场所达数月之久，这种记忆甚至可遗传给下一代。

新物反应：老鼠的警觉性高，它具有多疑的新物反应特点，对熟悉的环境中出现新的物体有回避、恐惧的行为，家鼠中的黄胸鼠、褐家鼠尤其明显。它们对熟悉环境中出现的新物体，一般不会立即去触动，只有经过反复试探，有时甚至高达几十次试探，确认该物对其无伤害后，才开始小心谨慎地接触。或当个别的鼠尝吃后没有危险时，其他的鼠才会吃。而一旦尝食的鼠中毒或者被捉，就会立即向周围同类发出"警告信息"，其他的鼠绝不会再上当。因而，这可能是电击鼠和声波驱鼠效果不理想的主要原因，也提示我们在物理灭鼠和毒饵灭鼠时，应采取"迷惑"等相应措施及注意饵剂的选择。研究表明，鼠类幼体、小家鼠对颗粒细小的饵料的新物反应较不敏感。

（四）迁移特性

栖息地是鼠类生存的基本条件。一旦原栖息地受到干扰、破坏，或随着种群数量增多，密度增高，鼠类就会被迫迁移到其他地方。

温带的鼠类有季节性迁移的特性，春季从室内迁移到野外，秋季又会从野外迁回室内。

（五）繁殖特性

鼠类具有双子宫结构，繁殖力强，表现为性成熟快。褐家鼠 75~90 天即可繁殖，黄胸鼠需 68 天，小家鼠需 42 天。褐家鼠的妊娠期为 22 天，黄胸鼠为 20 天，小家鼠为 19 天。小家鼠每胎仔数一般为 4~8 只，褐家鼠为 4~10 只，黄胸鼠为 4~8 只。母鼠产后数日又可怀孕。只要有较好的食物和栖息条件，家鼠全年均可生育繁殖，秋季为繁殖旺季。褐家鼠每年可产 3~8 胎，黄胸鼠可产 3~4 胎，小家鼠可产 4~5 胎。条件适宜时，1 对老鼠 1 年可繁殖后代几百只。野鼠的繁殖受自然因素的影响较大，每年产仔次数和每胎幼仔数小于家栖鼠。

我们必须认识到，家栖鼠赖以繁殖的两大条件即食物和藏匿的场所，都是人类直接或间接提供的。所以，在防制时必须充分发挥人的积极作用，消除和破坏其生存环境，才能更好地抑制其生长繁殖。

（六）栖息特性

鼠类保护自己的主要本领是藏匿，以洞穴、缝隙、夹层等作为巢穴，借以栖身和繁育后代。多数野鼠会自掘巢穴，少数会利用自然缝隙、孔洞；但家栖鼠不同，随着人们生活条件的改善，泥墙、土地日渐稀少，家栖鼠自己挖洞的机会也在减少，它们越来越多地利用下水道、夹层、建筑孔隙以及家具、久不翻动的杂物、被褥等隐藏栖息。不同家栖鼠的栖息场所各有侧重：黄胸鼠多在建筑物的上层栖息；褐家鼠喜在基层比较潮湿处，如阴沟、下水道等地栖息；小家鼠常在家具、杂物堆里栖息，较少进入顶层。

由于家栖鼠多利用现成空间，其巢穴常无定式，垫巢物多为碎布、废纸或树叶、棉花等，通常没有固定的储食仓库。野鼠的巢穴则各有特色，不仅有较松软的窝巢，还有储食的仓库以及厕所、气孔等。冬眠鼠的窝巢筑在冻层以下，冬眠前堵严洞口然后蛰眠。林区的种类常在树杈上、树洞内或树根下筑巢。而巢鼠在高草的上部筑巢。两栖的个别种类在水边筑巢，部分洞口开向水中。河狸会修造浮在水面上的巢。

（七）感觉特性

了解鼠类的感觉特性对提高防制效果有很大的帮助。鼠类主要通过以下几种方式感知外界事物。

（1）视觉。家鼠主要在夜间活动，视力欠佳，而且是全色盲。但是，有些种类可在很暗的环境里看清 10 m 内的移动物体，在红光下视觉差。野鼠的视觉因种类不同而不同，白天活动者视力好。

（2）听觉。鼠类的听觉发达。家鼠对突发的声音敏感，能识别噪声，对有节奏的声音能很快适应。家鼠还能发出并听到每秒振动频率超过 15 kHz 的超声，小家鼠最高能听到 90 kHz，而褐家鼠能听到 100 kHz。根据这个特点，可制成干扰鼠类而人却不会受影响的驱鼠器；不过，可能由于适应能力强等，其效果并不理想。

（3）嗅觉。鼠类的嗅觉都很敏锐。鼠类利用嗅觉觅食、寻偶、避险以及定位和识别活动场所。鼠类个体分泌的外激素，不仅作为联络同类的信号，而且可用于标记边界，阻止入侵。由于嗅觉十分灵敏，有的鼠种甚至可在训练后协助缉毒。

（4）味觉。鼠类的味觉发达，能识别食物中的微量杂质。在选择食物时，味觉比嗅觉更为重要，即使嗅觉很好，但若味觉欠佳，鼠类也不喜食。不过，鼠类味觉的喜好和人类并不完全相同，人类喜食的多数东西鼠类同样喜好，但各有所好的食物也不少。故在防制选用诱饵时，要选用鼠类适口性好的饵料。此外，当食物匮乏时，鼠类饥不择食，也可取食在正常条件下不吃的食物。

（5）触觉。鼠类的触觉器官包括触须、鼻和全身的针毛。触觉器官主要用来感触周围环境里的物体。家鼠多在暗处活动，常常依靠触须和身上的针毛来定位，以保持身体与物体的适当距离。鼠类的足趾上也有触觉的感受器。

第三节　褐家鼠和小家鼠的形态特征与习性

鼠害控制是有害生物防制工作中的重要任务。要做好鼠害的综合防制，必须要了解鼠类的主要危害种类和生活习性，才能有的放矢，事半功倍。本节将对我国常见的褐家鼠和小家鼠的形态特征和生活习性加以介绍，为做好防制提供基础。

一 褐家鼠的形态特征与生活习性

褐家鼠，又名大家鼠、沟鼠，其分类地位为啮齿目、鼠科、鼠属。褐家鼠分布于全国各地，凡是有人居住的地方，都有该鼠的存在。它是广大农村和城镇中数量多、危害较大的主要害鼠之一。

（一）形态特征

褐家鼠为中型鼠类，体型粗大。成熟个体雄性体重 133 g 左右，大者达 350 g，体长 133~238 mm；雌性体重 106 g 左右，体长 127~188 mm。口鼻钝圆，背毛棕褐色，腹毛灰白色；尾毛短而稀疏，尾二色，上面灰褐色，下面灰白色，耳短而圆，向前折盖不到眼部。尾长明显短于体长，尾上环状鳞片清晰可见，尾背部生有一些细长毛，尾背部色调较深。后足粗大，长 35~45 mm。雌鼠乳头 6 对，即胸部 2 对，腹部 1 对，鼠蹊部 3 对。

褐家鼠躯体背毛为棕褐色或灰褐色，年龄愈老的个体，背毛棕色的色调愈深。背部自头顶至尾端中央有一些黑色长毛，故中央颜色较暗。腹毛灰色，略带污白。老年个体毛尖略带棕黄色调。

褐家鼠是家栖鼠中较大的一种，头骨比较粗大（如图 4.3），脑颅较狭窄，颧弓较粗壮，眶上嵴发达，左右颞嵴向后平行延伸而不向外扩展。门齿孔较短，后缘接近臼齿前缘连接线，听泡较小。

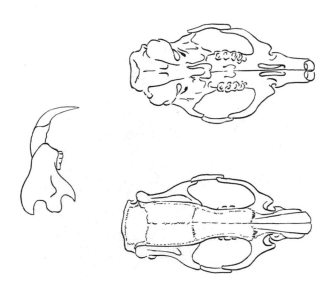

图 4.3　褐家鼠头骨

褐家鼠第 1 上臼齿第 1 横嵴外齿突不发达，中齿突、内齿突发育正常，第 2 横嵴齿突正常，第 3 横嵴中齿突发达，内外齿突均不发达。第 2 上臼齿第 1 横嵴只有 1 内齿突，中、外齿突退化，第 2 横嵴齿突正常，第 3 横嵴中齿突发达，内、外齿突不明显。第 3 上臼齿第 1 横嵴只有内齿突，第 2、3 横嵴连成一环状。

（二）生活习性

1. 活动特性

褐家鼠是一种家族性群居鼠类，可以几个世代同在一个洞系居住，但雄性之间时常进行咬斗。褐家鼠属昼夜活动型，以夜间活动为主。在不同季节，褐家鼠一天内的活动高峰相近，即 16～20 时与黎明前。褐家鼠行动敏捷，嗅觉与触觉都很灵敏，但视力差。褐家鼠的记忆力强，警惕性高，多沿墙根、壁角行走，行动小心谨慎，对环境改变十分敏感，遇见异物即起疑心，遇到干扰立即隐蔽。褐家鼠在一年中的活动受气候和食物的影响，它一般在春季、秋季出洞较频繁，盛夏和严冬相对偏少，无冬眠现象。

褐家鼠活动能力强，善攀爬、弹跳、游泳及潜水。主要靠嗅觉、味觉、听觉和触觉来进行活动。褐家鼠能平地跳高、跳远，能沿砖墙和其他粗面墙壁爬上建筑物顶部；能钻过孔缝，能迅速通过水平粗绳、管子、电缆等，能在直立的木头、管子和电缆上爬上爬下；善于游水和潜水；褐家鼠的警觉性很高，对新出现的食物或物体常不轻易触动，但习惯之后，即丧失警惕性。

褐家鼠门齿锋利如凿，咬肌发达。啃咬能力极强，可咬坏铅板、铝板、塑料、橡胶、质量差的混凝土、沥青等建筑材料，极易咬破损坏木质门窗、家具及电线、电缆等。褐家鼠的适应性很强，可在 -20 ℃ 左右的冷库保暖层中繁殖后代，也能在 40 ℃ 以上的热带生活，甚至还能爬上火车、轮船、飞机旅行。据报道，在原子弹靶场——太平洋恩格比岛上经实弹射击之后，仍发现有该鼠存活。

2. 食性

褐家鼠为杂食性动物。它的食谱广而杂，几乎所有的食物，以及饲料、工业用油乃至某些润滑油，甚至垃圾、粪便、蜡烛、肥皂等都可作为它的食物。但它对食物有选择，嗜食含脂肪和含水量充足的食物，其选择食物随栖息场所不同而异。在居民区室内，褐家鼠喜吃肉类、蔬菜、水果、糕点、糖类等，还咬食雏禽等。在野外，褐家鼠以作物种子、果实为食，如玉米、小麦、水稻、豆荚、甘薯、瓜类、葵花子等，也食植物绿色部分和草籽，并常以动物性食物为主要食料，捕食小鱼、虾、蟹、大型昆虫、蛙类等，甚至捕食小鸡、小鸭等家禽。

3. 巢穴

褐家鼠为家、野两栖鼠，栖息场所广泛。以室内或建筑物周边为主，占 80.3%，野外和近村农田分别为 14.3% 和 5.4%。褐家鼠主要在屋角、墙根、厨房、仓库、下水道、垃圾堆等杂乱的室内隐蔽处营穴和在柴草垛、乱石堆、墙根、阴沟边、田埂、坟头等室外打洞穴居。据调查，其洞穴分布为：墙根占 67.7%，阴沟占 8%，柴草垛占 7.1%，田埂占 5.4%，其他占 11.7%。褐家鼠有群居习性，族群里存在着明显的等级制度，级别高的强健雄鼠常把弱者赶出洞穴，独占几只雌鼠并占领多个洞穴。

4. 繁殖与寿命

褐家鼠繁殖力很强，只要环境和气候适宜，食物丰盛，一年四季均可繁殖，春秋两季为繁殖高峰期，在酷热的夏季及严冬腊月一般停止繁殖。褐家鼠一年生 3~8 胎，每胎产仔 4~10 只，最高可达 17 只。母鼠产后即可受孕，妊娠期 22 天。初生仔鼠生长快，一周内长毛，9~14 天开眼，75~90 天性成熟，之后即可交配生殖，并可保持 1~2 年的生殖势能。褐家鼠寿命可达 3 年，平均寿命为 1.5~2 年。

5. 褐家鼠的迁移习性

褐家鼠具有迁移的习性，在室内食物缺乏，或密度过大时，它会迁移到农田建造临时洞穴。同时，迁移与气候、季节、食物情况的变化等有密切关系，褐家鼠在室内与农田之间进行往返迁移。褐家鼠可随大型交通工具迁移至各地，如新疆原本无褐家鼠的分布，但因火车通至中哈边境，褐家鼠已分布至乌鲁木齐市以西甚至更远的地方。

（三）种群分布

褐家鼠多数生存于居民点及其附近地区。其数量分布，一般而言，城镇多于农村，港口码头又多于城镇，房舍区多于附近农田。但环境条件的改变可导致褐家鼠种群数量产生变化。当房舍区的环境条件改变和鼠密度达到一定的高度时，褐家鼠就会向村庄附近的农田扩散。近几年，农田区中该鼠数量在上升，危害严重。随着农村城镇化水平的提高，住房条件得到改善，由原来的土木结构旧房改建成砖墙水泥板结构及水泥地面的新式住房。褐家鼠很难在房屋内打洞做穴，也不易任意流窜，其栖息条件大受限制，这是导致房舍区褐家鼠种群数量下降的重要原因。随着房舍区褐家鼠的数量减少，村庄附近农田区褐家鼠的数量也相应减少。

二 小家鼠的形态特征与生活习性

小家鼠，又名鼷鼠、小鼠、小耗子，分类地位为啮齿目、鼠科、鼠属。小家鼠为鼠科中的小型鼠，分布很广，遍及全国各地，是家栖鼠中发生量仅次于褐家鼠的一种优势鼠种，种群数量大，破坏性较强。

（一）形态特征

小家鼠体型小，体长为 60~100 mm，体重为 12~30 g；耳小而短，前折达不到眼部；前后足的背面为暗褐色或灰白色，后足长度小于 17 mm；乳头 5 对，其中胸部 3 对，鼠蹊部 2 对。毛色变化很大，背毛由灰褐色至黑灰色，腹毛由纯白到灰黄；

尾两色，背面较深，为暗褐色，腹面稍浅，呈沙黄色；尾长等于或短于体长。

小家鼠的头骨呈长椭圆形，形态较小；吻部短，鼻骨前端超过上门齿前缘；脑颅低平，额骨微向上拱，无眶上脊；顶间骨宽大；听泡小而平。上、下颌各有1对锄状门齿，从侧面看上颌门齿后缘有一极明显的缺刻（特有），上颌门齿咀嚼面具3纵列丘状齿突，第1臼齿甚大（见图4.4）。下颌联合部很短，下颌骨水平支比较短、高度比较低，冠状突较发达；下颌齿隙较长，较浅；下门齿齿冠较高，颊齿齿冠较低，颊齿齿尖不太尖锐；齿冠面前窄后宽，无下前中尖；舌侧下前边尖位置靠前，并且比唇侧下前边尖略粗壮；唇侧无附尖；在下齿列中，下齿列所有齿冠均为白色。

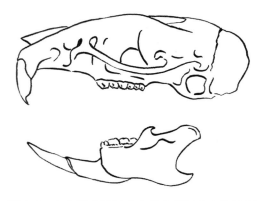

图4.4　小家鼠头骨及小家鼠上颌门齿内缘缺刻

（二）生活习性

1. 活动特性

小家鼠活动能力较差，活动范围小，但可钻过大于0.6 cm的孔隙，无论门窗、夹缝、管道，只要能伸进手指的孔隙，它就能通过；可沿着电线、铁丝、细绳快速攀爬。

在小家鼠与其他鼠类（如姬鼠属）的同域分布区，小家鼠在城镇的数量较多，而姬鼠类在乡村环境较多见。在城镇居民住宅区和建筑区附近的空地（除植物外，还有垃圾堆、砖瓦片、木材和金属碎片等生活垃圾和废物的生境中）捕获到大量的小家鼠。夏秋季节小家鼠的数量较多，且这些小家鼠在这些环境中可以全年繁殖。而在城镇空旷区域（仅有植物，没有任何建筑物和生活垃圾等，面积至少10000 m²的空旷区域中），小家鼠的数量稀少，雌性小家鼠几乎没有繁殖活动，无法建立小家鼠的稳定种群。该项研究结果提示，小家鼠主要栖息与活动在人类干扰较大的居民生活区及其附近区域，而在人类干扰较少的城镇空旷区域中往往数量较少，且繁殖受限，难以建立稳定的种群。小家鼠活动习性比较灵活，既能与人类共生栖息，又能与人非共生栖息。这一特性使之能够适应和扩散到不同环境，成为遍布全球的鼠种之一。

2. 迁徙特性

小家鼠具有迁移习性。每年 3~4 月份天气变暖，开始春播时，小家鼠从住房、库房等处迁往农田、果园等野外觅食繁衍，秋季集中于作物成熟的农田中。作物收获后，它们随之也转移到打谷场、粮草垛下，后又随粮食入库而进入住房和仓库。在室内生存环境不利时，小家鼠向不同楼层或其他建筑物迁徙。

3. 食性

小家鼠为杂食动物，会啃啮各种物品，但偏素食，主要以植物性食物为主，尤其喜好面粉及面制食品。小家鼠最喜食各种粮食和油料种子，有时吃少量草籽及昆虫，食量小，对食物水分条件要求不严格。在贮藏库中，小家鼠昼伏夜出，到处乱窜，对塑料袋小包装、纸箱等破坏性较大。小家鼠的摄食行为是间歇性的，每次取食量很少，给毒饵灭鼠带来一定困难。

4. 巢穴

小家鼠为人类伴生种，栖息环境广泛。小家鼠造巢要求不高，在墙洞、壁缝中可栖息，在衣被、家具、杂物中也可营巢繁殖。小家鼠主要是家栖性鼠种。住房、厨房、仓库等各种建筑物中，凡是有人居住的地方，都有小家鼠的踪迹。小家鼠喜在房间的中下部，如橱柜、箱盒、抽屉、墙壁夹层、地板下甚至沙发内做窝。火车、轮船、飞机，甚至电器等机具内，都可能被栖居。

5. 繁殖与寿命

小家鼠性成熟早，体重 7 g 时即能性成熟，成熟期只需 42 天，发情周期为 4~6 天之久，妊娠期 20 天左右，但如果遇到雌性哺乳的情况，可能会延长数天。小家鼠一年可产仔 4~5 胎，每胎一般可产 4~8 只，甚至多达 14 只。雌性生产后又会经历长达 12~18 h 的发情期，在产仔的当天就可再怀孕，一般全年均能繁殖，繁殖力很强。小家鼠一般能活到 2 年，但也有部分小家鼠拥有 4 年以上的寿命；野生小家鼠的寿命为 12~18 个月。

第四节 鼠类侵害调查方法

现场调查是防制的首要程序，是制订防制策略和防制方案的依据，也是有害生物防制员必须掌握的基本功。

现场调查的内容主要包括鼠类入侵风险点（入侵通道）、鼠类栖息条件和鼠迹。

鼠类入侵风险点是指潜在或存在的鼠可以入侵的通道路径、栖息藏身的区域。鼠类栖息条件是指可能被鼠利用的食源、水源和筑巢的条件；鼠迹是指鼠洞、鼠路、活鼠、鼠尸、鼠爪印、鼠粪、鼠尿、鼠咬痕等。

鼠迹的调查重点包括观察是否有活鼠、鼠尸体、鼠残骸、鼠爪印、鼠粪、鼠尿污染、鼠咬痕、鼠类食物残渣（如谷壳等）、鼠洞、鼠路、鼠擦迹、鼠叫声等。

鼠类现场调查时还应依据国家标准《病媒生物密度监测方法　鼠类》（GB/T 23798—2009）实施鼠类密度监测以作为效果评价的依据。标准中规定了鼠类密度监测方法包括粘鼠板法、夹夜法、粉迹法、盗食法、鼠迹法、堵洞查盗法和目测法。一般情况下的现场勘查，采用鼠迹法进行鼠密度勘查。当需要调查鼠类的种群分布和了解数量衰减情况时，可采用夹夜法、盗食法、堵洞查盗法等监测方法。

有害生物防制员初级工须掌握鼠迹法、目测法和粉迹法。

目测法

目测法的器具：手电筒、镊子、计步器、望远镜、测绳。

室内鼠密度：检查房间内鼠迹，如活鼠、鼠尸、鼠爪印、鼠粪、鼠咬痕、鼠洞、鼠路等，有 1 处鼠迹的房间就算鼠迹阳性房间。房间数按如下规定计算，即 15 m² 或不足 15 m² 的房间算 1 间，大于 15 m² 的房间按每 15 m² 为 1 间折算（调查结果填入表 4.1）。事后进行统计。以鼠迹阳性率表示鼠密度。

室内鼠密度计算公式：$R = \dfrac{N_p}{N_t} \times 100\%$

式中：R ——鼠迹阳性率；

　　　N_p——阳性房间数，单位为间；

　　　N_t——总房间数，单位为间。

外环境鼠密度：沿选择的线路如公路或铁路两侧、河湖两岸或公共地行走，记录行走距离内发现鼠迹的处数（调查结果填入表 4.1），事后进行统计。以路径指数表示鼠密度。

外环境鼠密度计算公式：$I = \dfrac{N_p}{L}$

式中：I——路径指数，单位为处每千米（处/km）；

　　　N_p——鼠迹数，单位为处；

　　　L ——检查距离，单位为千米（km）。

表 4.1 鼠密度现场调查记录表

县（市、区）　镇　　　天气：_____　　温度：_____℃　　No：____

监测地点（类型）	室内鼠密度				外环境鼠密度			
	检查房数/间	阳性		阳性率/%	路径长度/km	阳性		路径指数
		房数/间	鼠迹类型			数量/处	鼠迹类型	
小计								

说明：鼠迹类型有 1. 活鼠　2. 鼠尸　3. 鼠爪印　4. 鼠尾印　5. 鼠粪　6. 鼠咬痕　7. 鼠洞　8. 鼠路。

检查人：　　　　记录人：　　　　　　　　检查时间：　　年　月　日

二　粉迹法

粉迹法的器具：手电筒、滑石粉、双层纱布袋（或布粉器）、"凹"字形撒粉框（空隙大小为 200 mm×200 mm）。

将滑石粉装入纱布袋，选择平整、干燥的地面，撒粉框紧贴墙基，在撒粉框上方约 50 mm 高度轻轻抖动纱布袋，布撒一层薄滑石粉，粉块厚度约 0.3~0.5 mm。小于15 m² 房间布放 2 块，15 m² 房间布放 2 块，大于 15 m² 的房间按每15 m² 折算 1 间，粉块的间距不小于 5 m。晚上布粉，次日早晨检查，记录阳性粉块数和有效粉块数（布粉后被扫除、被其他动物破坏或被水浸湿不能辨别鼠迹的粉块计为无效粉块）。以鼠迹阳性率表示鼠密度（调查结果填入表 4.2）。

表 4.2 粉迹法监测记录表

县（市、区）　　　　镇　　　　　气候条件：_____

监测地点（生境）	布放粉块数/块	阳性粉块				无效粉块		鼠密度/%
		数量/块	足印/块	尾迹/块	鼠种	数量/块	原由	
合计								

检查人：　　　　记录人：　　　　　　　　检查时间：　　年　月　日

鼠迹阳性率计算公式：$R = \dfrac{N_\text{p}}{N_\text{e}} \times 100\%$

式中：R ——鼠迹阳性率；

N_p——阳性粉块数，单位为块；

N_e——有效粉块数，单位为块。

第五节 鼠类防制措施

鼠类防制，首先要根据生物种类、环境特点和客户的要求确定防制的策略，分类施策；再根据不同策略的要求采取综合防制的各种措施。在此，只介绍一些常用的基本防制措施。

一 鼠类环境防制

任何一种生物都必须在其适宜的生态环境中生存繁殖。环境防制就是通过人为改变，创造一个不利于有害生物生存繁殖的生态环境。这是最环保、最廉价、最有可持续性、效果最理想的措施。

（一）环境防制

环境防制是通过环境管理来实现的，包括环境改造、环境处理、设施建设、改善人类居住条件和习惯等措施，防止或减少有害生物的孳生繁殖，或减少人类与有害生物的接触而避免受其侵害。

环境改造：为防止、清除或减少有害生物的孳生地、栖息地，而对土地、水体或植被进行对人类环境条件无不良影响的各种实质性和永久性改变。

环境处理：为营造不利于有害生物孳生、栖息而进行的各种有计划的定期处理。

（二）鼠类环境防制方法

1. 环境改造

环境改造是创造不利于鼠类活动、藏匿、繁殖的环境条件，主要有以下措施。

（1）平整地面，封堵鼠洞。

（2）建设防鼠基础设施。城乡规划、建设和旧城区改造以及各类建筑工程设计和施工，应当同时规划建设鼠类防制的卫生基础设施，配套建设符合卫生要求的垃圾收集设施和公厕。厕所、垃圾收集点、垃圾转运站和垃圾处理场周围地面应硬化；城镇公厕规划设计应符合《城市生活垃圾卫生填埋技术规范》（GB/T 17217—2021）、《城市环境卫生实施规划标准》（GB/T 50337—2018）、《城市公共厕所设计标准》（CJJ 14—2016）和《城市生活垃圾卫生填埋技术规范》（CJJ 27—2012）的要求；农村户厕应达到《农村户厕卫生规范》（GB 19379—2012）的要求；垃圾转运站和垃圾处理场设计应符合《城市环境卫生设施规划标准》（GB/T 50337—

2018)、《环境卫生设施设置标准》（CJJ 27—2012）和《生活垃圾转运站技术规范》（CJJ/T 47—2016）的要求。

（3）建筑物室内地面应硬化。用水泥硬化地面时，不应有裂缝。

（4）外墙面宜贴瓷砖或水泥抹面，未能贴瓷砖或水泥抹面的外墙面应抹水泥墙围，且墙围与硬化地面紧密相接。

（5）建筑物周围离墙 1 m 范围内应无杂草。绿化树木宜有间隔，应定期修剪与地面接触的树枝，绿化植物及枝条与建筑物间隔距离应≥1 m。

（6）建筑物外墙周围地面未经水泥硬化时，宜在裸露的土壤表面沿墙基布放碎石子进行硬化。下水道管壁应完整，管间接缝严密。新修的下水道及整修的下水道与市建下水干道连接工程宜在 1 天内完成，且新建筑物排水管道宜在工程完工时再与下水道系统接通。雨水管道在地面工程未竣工前，不应与下水道系统接通。废弃下水道支道、盲端应填平。

2. 环境处理

环境处理是对有利于鼠类活动、藏匿、繁殖的环境条件进行处理，主要有以下措施。

（1）清除建筑物周围 1 m 范围内杂草，清理卫生死角。

（2）清理室内外环境杂物，不能清除的杂物应堆放整齐，与墙壁保持距离，并定期翻动。

（3）堵塞鼠洞，及时修补破损的下水道口。

（4）定期清除或管理好环境中鼠类可利用的食物、垃圾，食品应密闭存放。

（5）室外垃圾桶应离墙放置，布局、数量和垃圾桶容量等符合所服务区域人员正常生活和店铺正常营业的需求，且达到《城市环境卫生设施规划标准》和《生活垃圾转运站技术规范》的要求；生活垃圾应日产日清，贮存用容器应不渗、不漏、能密闭；生活垃圾应密闭运输。

（6）生活垃圾、粪便应无害化处理，并达到《粪便无害化卫生要求》（GB 7959—2012）、《城镇垃圾农用控制标准》（GB 8172—1987）、《生活垃圾填埋场污染控制标准》（GB/T 16889—2008）的要求。

（7）喂食牲畜、家禽、宠物的剩余饲料应及时收集清理，并贮存于防鼠库房或防鼠容器内。

（8）无防鼠设施的建筑内存储食物和饲料时，应放在有防鼠功能的容器内。

3. 防鼠设施安装

防鼠设施是指防止鼠类入侵或迁徙的设施。主要有以下几种类型。

（1）建筑物与室外环境相通的管道、孔洞，能封闭的应用混凝土堵塞、抹平或用金属板封堵。

（2）经常打开的门窗需安装不锈钢纱窗。门与门、门与门框和门与地面间缝隙均应小于 6 mm。食物库房等通向外环境的木质门的门框和门的下部应镶包高度为 30 cm 的金属板，或设高度为 60 cm 的挡鼠板（见图 4.5）。

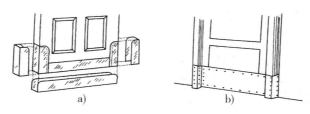

a)   b)

图 4.5　门的防鼠

（3）电缆槽盒的盖板应保持紧闭，横截面积较大的槽盒内部应使用具有防鼠性能的胶泥进行封堵。

（4）厨房操作间下水道排水口设有金属栅栏（箅子）时，栅条间隔应小于等于 10 mm；若出水口没有设置金属栅栏，排水沟的上面应覆盖金属栅栏，栅条间隔或栅栏孔直径应小于等于 10 mm，且无缺损。地漏应加盖。

（5）对室内与外界相通的直径（孔径）大于 6 mm 的各种缝、孔、洞和管道应使用铁皮、水泥、金属网等材料封堵。对通气孔、排水口等不能堵塞的孔洞，应加装网眼小于 6 mm 的铁丝网。

（6）地下室、平房或楼房 1 层的排风扇或通风口，应设有栅条间隔或栏栅孔直径或边长小于 6 mm 的金属网罩；门窗玻璃应无破损。

（7）室内外建筑物管线、市政管井和下水道系统应设有防范鼠类攀爬、进出和栖息的设施，与墙壁的空隙应以水泥封堵抹平。

（8）下水道入口建成水封式，下水道检查口应有金属栅栏，栅条间隔应小于 10 mm。下水道上面暴露时应设置单向阀或栅条，栅条间隔或栅栏孔直径小于 10 mm 的金属网或边长小于 10 mm 的金属栅栏盖。

二　鼠类物理防制

物理防制是利用物理机械、器械及它们所产生的，或自然界所产生的声、光、波、电、温度、辐射等物理条件，捕杀、诱杀、诱变、驱除有害生物的方法。鼠类物理防制主要使用捕鼠笼（见图 4.6），长效连续捕鼠器、各种陷阱式捕鼠器等困鼠式捕鼠器，捕鼠夹（见图 4.7），粘胶类捕鼠器材（见图 4.8），等。

利用物理器械对害鼠进行捕杀，具有节约、简便、诱饵灵活、鼠类容易上当、清理鼠尸容易，对人、畜安全的特点，是目前广泛采用的灭鼠方法。食品工厂、食品仓库、食品服务场所（如餐饮店、食品档、食品零售场所）等不适于用药灭杀的

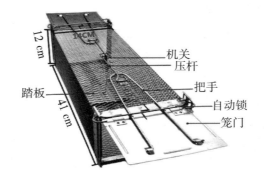

图 4.6　捕鼠笼

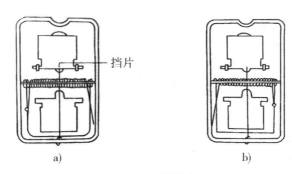

图 4.7　捕鼠夹

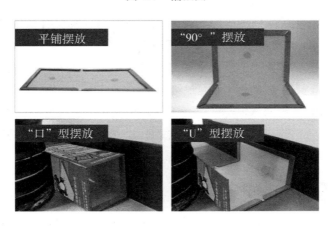

图 4.8　粘胶类捕鼠器材

区域尤为常用。

　　由于鼠的新物反应，电击和声波驱鼠效果不太理想，故在此不做介绍，而只介绍捕鼠器械灭鼠和粘鼠板灭鼠的方法。

（一）捕鼠器械灭鼠方法

捕鼠器械的灭鼠效果主要取决于器械布放位置、诱饵的吸引性、器械的数量及布放的专业性。其灭鼠方法如下。

1. 使用前准备

使用器械捕鼠前，应检查所选用的器械是否符合各种捕鼠器械的产品要求。对鼠类管理现场进行全面勘查，确定使用捕鼠器械的位置和数量，并做好记录。

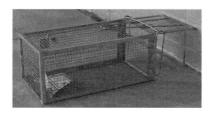

图 4.9　单门捕鼠笼的布放方式

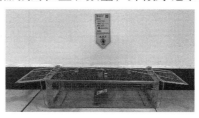

图 4.10　双门捕鼠笼的布放方式

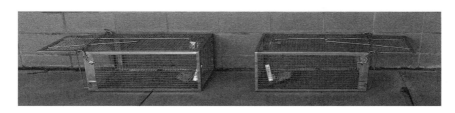

图 4.11　两个单门捕鼠笼的布放方式

2. 布放地点和位置选择

布放原则是将捕鼠器械布放在鼠类经常活动的地方或鼠路上，如厨房的灶脚、粮仓及其他建筑物的墙脚、堆积物旁以及猪牛圈旁等。在农田可沿田埂、渠道、沟边等布放捕鼠器械。有鼠洞的应放在洞口附近（但不应紧堵洞口）。鼠类有沿墙活动的习性，捕鼠器械入口或触发机关（如捕鼠夹）应紧靠墙体（图4.9~图4.12）。

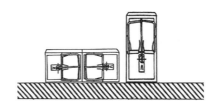

图 4.12　捕鼠夹正确的布放方式

3. 布放时间

长期布放的捕鼠器械不受时间限制，并不需每天收放。没有捕获鼠的捕鼠器械经检查后用纸板掩盖，傍晚撤去纸板即可。临时布放的捕鼠器械的布放时间应选在鼠类活动高峰期之前，因家鼠主要在夜间活动，一般晚放晨收。

4. 饵料选择

鼠类的食性广，不同的鼠种在不同的季节，所嗜食的食物不同。一般应选择鼠类喜欢吃而当地又容易得到的食物作饵料，如花生、红薯、瓜果、油条等，诱饵应新鲜。食品生产加工场所按照规定不使用诱饵，一般采用密集布放的方法或采用非食品引诱材料，如用棉花等材料代替诱饵。

5. 布放数量

为灭鼠所用的捕鼠器数量无具体规定，一般要超过当地的鼠数，鼠类才有足够的机会遇到捕鼠器械而被捕获。一般原则为密集突击布放。若捕鼠工具不足，可分区集中布放，轮番推进。

6. 其他捕鼠器的使用方法

除捕鼠笼、捕鼠夹以外的其他类型捕鼠器可按照其产品说明书使用，放置方法可参照捕鼠笼、捕鼠夹的方法实施。

7. 捕鼠器械使用注意事项

（1）捕鼠器使用前要检查机关的灵敏度（如鼠夹的斜度），放置时要检查清楚保险是否已打开（保险未打开是日常使用中经常会出现的问题）。

（2）放置捕鼠器后要注意定期检查，及时清理捕鼠器。尤其在灭鼠初期，鼠密度较高时，可在布放后2小时检查，取走捕获鼠再重新布放。对于捕到鼠的器械装置，应及时进行清洁、清理，或重新布放新的捕鼠装置，以免出现逃避现象。

（3）为了确保灭鼠效果，在放置器械捕鼠前应收藏好食物。

（4）捕杀效果不佳时，为克服新物反应，可先只挂饵而不打开机关，让鼠平安取食，使其放松戒备，连续虚布几天后，待其新物反应淡去，再打开机关进行捕杀。

（5）捕鼠器械用于监测时使用的饵料要前后相同。

（6）应经常清理灭鼠器具上的血迹、粪、尿和残余腐败诱饵，并在弹簧等处滴加润滑油，确保使用安全、灵敏、有效并延长其使用寿命。

（7）含金属结构的捕鼠器械不使用时应放在洁净干燥的环境中，防止生锈。

（二）粘鼠板灭鼠方法

在城镇民居、电力通信及食品生产加工、药厂、食品零售、餐饮部门、飞机、轮船等不能使用毒饵的区域，或不方便使用其他捕鼠器械的地方，往往要使用粘鼠板灭鼠。该方法的缺点是使用成本较高，且易受一些物理因素如水、粉尘、油污的影响。

1. 粘鼠板的布放方法

粘鼠板应放置在鼠路上或鼠经常活动的地方，且要与墙基平行紧靠，并可加装防尘罩以减少粉尘等污染影响（见图4.13）。布放数量少时由于新物反应鼠类很容易跳过或绕道避开，为提高捕获效果，必要时可采取密集布放的方法。

布放时间亦一般在老鼠活动高峰前放置，如用于鼠密度监测则按规定要求进行。

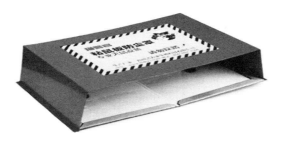

图 4.13　加装防尘罩的粘鼠板

2. 注意事项

不宜在粉尘多的环境、下水道附近和用水冲刷尚未干燥的地面使用。

（三）活鼠处理方法

因鼠身上携带大量病菌，也可能携带跳蚤，应妥善处理捕获的活鼠和处置鼠尸体。一般抓到鼠之后先用杀虫剂对鼠及鼠笼进行喷洒处理，以杀灭老鼠身上的跳蚤，然后用下面几种方法处死活鼠。

（1）用水淹死。用水桶把装有鼠的捕鼠笼完全淹没，把鼠淹死。处理完以后，需要对水桶进行清洗、消毒处理。

（2）摇晕再打死。戴好手套，握住鼠笼两端，上下左右快速晃动，当鼠晕倒时，倒出来打死即可。在晃动鼠笼时，握紧鼠笼门，防止鼠被甩出来。

（3）暴晒或烧死。鼠这种生物耐寒不耐热，夏天可放室外暴晒；冬天可放炉火上熏烤，鼠很快便会死去。

（4）开水烫死。烧一壶开水，直接往鼠身上浇上去，把鼠烫死。

如果捕鼠笼还要继续使用，建议用 60 ℃以上的热水进行冲洗，以清除气味。实践证明，用捕鼠笼捕鼠后，捕鼠笼上会沾有鼠给同类留下的危险信号（如刺激性气味），清除捕鼠笼的气味，其后续的捕鼠效果更好。

对处死的鼠，应该填埋或者焚烧处理。为保障个人安全及环境卫生，处理鼠尸时要戴上橡胶手套和口罩，用工具（例如钳子）把鼠尸放入坚韧的胶袋（或垃圾袋）内。用消毒药水或稀释漂白水把鼠尸淋至完全湿透，然后密封胶袋。统一收集填埋或焚烧处理。发现鼠尸体的地方也须以消毒药水处理。鼠尸处理完毕，脱下手套后再以肥皂及清水清洗双手。

三 鼠类化学防制

毒饵灭鼠属化学防制的范畴，化学防制有毒饵、毒水、熏蒸等方法。

（一）基本要求

（1）室内外灭鼠宜设置固定的毒饵站（盒），以提高安全性和减少对鸟类等其他生物的影响。应根据鼠情和环境确定设置毒饵站的位置和数量，编号登记和绘图标注，并设置警示标志，派专人管理。不适合设置毒饵站（盒）的场所，毒饵应投放在鼠洞、鼠路、鼠粪等附近，毒饵投放量参照产品使用说明。

（2）定期检查毒饵消耗量，并对毒饵站（盒）进行清理，清除霉变毒饵、食物残渣、鼠粪等，补充或更换新鲜毒饵。根据不同鼠药的特点和防制策略决定补充毒饵的时间、次数和补充量。

（3）在进行下水道灭鼠时，需用竹片或铁丝固定毒饵，放置毒饵的位置应高出水面，避免水浸而影响药效和杀灭效果。

（4）对于鼠密度高、食源或水源丰富的环境和常规灭鼠措施效果差的场所，应先调查靶标鼠对食饵的选择性，选择该环境中靶标鼠喜食的诱饵配制毒饵，在缺水、高温或毒饵灭效差的场所可采用毒水灭鼠。

（5）在动物园或养殖场灭鼠时，应选择饲养动物不敏感的灭鼠剂，并将灭鼠剂投放在动物接触不到的位置。

（6）在保证安全的前提下，密闭条件良好的场所可用熏蒸剂灭鼠，具体操作按《帐幕熏蒸处理操作规程》（SN/T 1123—2010）的要求进行。

（二）毒饵灭鼠方法

在用毒饵进行灭鼠时，投药的技术对灭鼠的效果影响很大。必须认真研究鼠的行为，不断地总结经验才能收到好的防制效果。根据目前的经验，毒饵灭鼠宜采用以下方法。

1. 毒饵投放方法

常用的毒饵投放方法有 7 种，即按洞口投饵法、均匀投饵法、条状投饵法、等距离（棋盘式）投饵法、按鼠迹投饵法、封锁带式投饵法和饱和式投饵法。在城镇周围、沿河岸、公园、绿化地带等场所，可用按洞口投饵法。在鼠类活动场所可用等距离投饵法，一般为 5~10 m 投饵一堆。每日检查并补充毒饵，吃多少补多少，吃完了加倍补投，第一代鼠药要保证鼠 5~7 天随时吃到，第二代鼠药可适当缩短时间。在迅速压制鼠密度和室内灭家鼠时多采用饱和式投饵法。

饱和式投饵法：饱和式投饵要做到"到位"和"三饱和"。"到位"是指将毒饵投放到鼠洞、鼠路、出入口、转角位、沿墙根或固定物边等位置不留死角全覆盖，同时要选择干净、干爽、隐蔽的地方。"三饱和"是指空间饱和、时间饱和和药量饱和。空间饱和是指投药时要全面投放，不遗漏任何可能有鼠活动的死角。时间饱和是指连续几天投药，直到投放的毒饵不再被盗食为止。药量饱和是指所投药量要足够，但也不可超量太多。具体投药量必须严格按照各种杀鼠剂的药物标签（或说明书）和鼠密度高低情况而定。例如，投放溴敌隆毒谷，室内每 15 m² 投放毒饵 1~2 堆，室外每 5~10 m 投放 1 堆，每堆为 25 g 左右（可使用定量药勺）。投药后第二天开始检查和补投药，其方法是吃多少补多少，吃完了加倍补投，直至毒饵不再被盗食为止。一般投药周期为 7~10 天。最后检查时，如投放点尚有余饵，说明害鼠已基本杀死。

应采用毒饵站（盒）投放毒饵。鼠类喜欢在隐蔽的场所摄食，设置毒饵站的目的是便于鼠类隐藏摄食并保护非靶标动物安全，还可延长毒饵有效期，特别适用于长期投毒饵的区域使用。

在大面积使用毒饵灭鼠时，需要有严密组织和技术措施作保证。毒饵投放应按规定要求分片进行，按照标准投放毒饵，毒饵要尽可能投放在鼠路边、鼠洞旁，以及鼠类隐藏、觅食、饮水的地方。以保证投饵地点适当，防止投饵点过稀、过少和投饵量不足，尽量不留空白。

2. 毒饵灭鼠注意事项

（1）操作人员应熟悉药物的安全使用规定及现场急救措施。

（2）在进行化学防制前，应向防制区域相关单位及个人就防制范围、防制时间及注意事项进行告知。

（3）使用的灭鼠药物应符合《农药合理使用准则（一）》（GB/T 8321.1—2000）和《农药安全使用标准》（GB 4285—1989）的要求，并具有农药登记证、农药生产许可证、农药生产批准证书和统一的标签与防伪标识。用药单位应保留 2 年的药品采购原始单据、用药记录，以便查验。

（4）在同一地区灭鼠宜合理交替使用第一代和第二代抗凝血灭鼠剂药物，应依据鼠种和灭效，更换不同作用机制、不同剂型的药物。

（5）投药时，操作人员应身着工作服或防护服、戴橡胶手套，使用药勺或其他工具投放。在未做清洗和离开现场前，禁止饮食和吸烟。

（6）投放灭鼠药物时，药物应置于毒饵盒内或投放在鼠路、鼠洞和鼠类活动频繁处，并设置醒目的警示标志。

（7）不得使用毒饵的场所：生产、加工、储存、销售食品及药品的场所，食品服务场所（包括餐饮店、食品档口和食品零售场所），幼儿园、养老院、精神病病区以及智障人员活动的区域及其他不得使用灭鼠药物的场所。

（8）投放毒饵后工作人员应先用肥皂洗手，脱下工作服或防护服后再次洗手。使用后的橡胶手套和工作服或防护服应洗涤后再使用。

（9）收捡死鼠时应做好消毒和防护，可深埋或无害化集中处理。掩埋深度应能够避免食肉类动物将其掘出为准。

四 现场操作记录单

当灭鼠服务工作完成，需要填写现场操作记录单或者服务记录表（见表4.3）。

（一）主要内容

（1）基本信息。填写操作记录单内的基本信息，包括表单编号、客户名、客户地址、服务项目、服务日期、联系人、联系电话等。

（2）服务过程记录。填写服务过程使用的药物名称、用量、比例、浓度、面积、药械名称、使用方法、使用场所等信息。

（3）服务人员及服务时间。填写服务人员姓名、开始时间、结束时间。

（4）服务负责人意见。填写当次服务情况以及对客户的建议，然后防制服务人员签名，填写日期。

（5）客户意见。客户对本次服务作出满意度评价，也可补充意见或建议，然后签名，填写日期。

（二）填写要求及注意事项

（1）填写要求字迹清晰，容易辨认，提倡用正楷字填写，不得随意涂改，确保其准确性和真实性。若有特殊情况或出现笔误需要更改时，涂改处要加以签名或盖章确认。

（2）日期须填写完整，如××××年××月××日。

（3）"药物名称"填写须完整、清晰，与领用单上的药名相符。对于有相同药名含量不同的药物，尤其应注意写清楚药物的百分比含量。有相同药名不同剂型的药物，也要注明所使用的剂型。

（4）"用量"填写要真实、准确、清晰，并注明单位；使用液体药剂时要根据实际的稀释倍数填写"比例"，使用原药或非稀释药剂时则不用填写。

（5）"客户意见"栏的签名须要求客户签全名。

表4.3　服务记录表

客户名：　　　　　　　　　　　　　客户地址：　　　　　　　　　　No. ××××

服务项目：　　　　　　　　　　　　服务日期：

联系人：　　　　　　　　　　　　　联系电话：

服务过程记录							
药物名称	用量	比例	浓度	面积	药械名称	使用方法	使用场所

服务人员及服务时间			
服务人员	开始时间	结束时间	备注
	年　月　日　时　分	年　月　日　时　分	
	年　月　日　时　分	年　月　日　时　分	
	年　月　日　时　分	年　月　日　时　分	
	年　月　日　时　分	年　月　日　时　分	

服务负责人意见：

　　　　　　　　　　　　　　　　　　　　　　　　　　签　名：

　　　　　　　　　　　　　　　　　　　　　　　　　　日　期：

客户意见：

□非常满意　　　□满意　　　□一般　　　□不满意

　　　　　　　　　　　　　　　　　　　　　　　　　　签　名：

　　　　　　　　　　　　　　　　　　　　　　　　　　日　期：

鼠类防制效果评估方法

鼠类防制效果评估可采用粉迹法进行。根据投放毒饵前和投放毒饵后的鼠密度，按公式计算防制效果，并将结果录入（表4.4）。鼠密度计算公式如下。

$$C = \frac{B-A}{B} \times 100\%$$

式中：C——防制效果，单位为%；

B——防制前鼠密度阳性率，单位为%；

A——防制后鼠密度阳性率，单位为%。

在进行鼠类防制效果评估时，应定期对防制效果进行阶段性检测和评价。还应依据《病媒生物密度监测方法 鼠类》（GB/T 23798—2009）的方法，对防制区域内的鼠类活动危害情况和密度进行监测，比对实施防制措施前的危害和密度水平，评价防制效果。

表4.4 粉迹法监测防制效果调查表

县（市、区） 镇 气候条件：

调查时间	调查地点	调查面积或户数	毒饵名称	防制前				防制后				防制效果/%
				布粉块数/块	阳性粉块数/块	无效粉块数/块	阳性率/%	布粉块数/块	阳性粉块数/块	无效粉块数/块	阳性率/%	
合计												

检查人： 记录人： 检查时间： 年 月 日

在鼠类防制时经常会出现效果不理想的现象，其原因主要从以下三个因素进行分析。

（一）人为因素

除选择好灭鼠的时机外，主要考虑使用方法是否得当，具体实施灭鼠时，要保证投饵时间足够，投饵地点全面，投饵量充足。褐家鼠活动范围较大，投饵间距为5~10 m；小家鼠习惯在小范围内觅食，1~2 m放一堆，每堆可放10~20 g；投放时间为5~7天或更长时间。

（二）毒饵因素

毒饵方面应考虑：选用的灭鼠药是否合适、浓度是否恰当；诱饵是否新鲜或沾有异味物质；毒饵的附加成分是否适合，配制方法是否得当；等等。在小家鼠较多的地方，应首选敌鼠钠盐和杀鼠迷醚或溴敌隆等抗凝血灭鼠剂。

（三）鼠情因素

鼠类繁殖能力强，且有高度的适应性。实践证明，一个地区的鼠类大部分被消灭后，残存的少数鼠能在短期内恢复原来的种群数量。因此，为做好灭鼠工作，必须正确选用和科学使用抗凝血剂灭鼠，应用引诱力较好的饵料，增强鼠的适口性；做好鼠情监测，长期使用毒饵盒；定期更换毒饵品种，不断巩固灭鼠成果，使鼠密度控制在密度指标以下或客户要求以下的水平。

根据防制效果，评价各项防制措施的有效性。如防制效果未达到目标密度控制水平，应分析原因并对防制措施进行调整。

第七节　操作技能训练

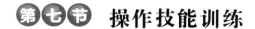

一　粉迹法监测鼠密度

（一）器械用品

1. 防护用品

手套、口罩、工作服、工作鞋。

2. 药品工具

滑石粉，双层纱布袋，"凹"字形撒粉框（空隙大小为 200 mm×200 mm）或撒粉盒（内径 200 mm×200 mm），牛皮纸，刮子（刮头长 198 mm）。

（二）操作步骤

（1）药品、用品准备。按规格做好撒粉框（图 4.14）或撒粉盒（图 4.15）；要尽可能购买颗粒较细的滑石粉，若较粗的则要过 50 目筛。滑石粉要比较干燥，若潮湿的要晒干或烘干。

（2）穿戴好防护用品。操作前穿好工作服、工作鞋，戴好手套、口罩。

（3）将滑石粉装入纱布袋中；或先放一张大于撒粉盒的牛皮纸，将撒粉盒放在牛皮纸上，再将适量滑石粉装入撒粉盒中。

（4）在晚上进行布粉。选择好平整、干燥的地面，将撒粉框无框边面紧贴墙基

（粉块与墙基之间的空隙不得大于 2 mm）。

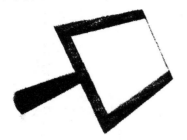

图 4.14　撒粉框（仿曾晓芃等）

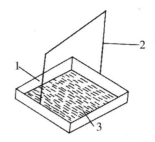

图 4.15　撒粉盒（仿曾晓芃等）
1. 边框　2. 提梁　3. 不锈钢网

在撒粉框上方约 50 mm 处轻轻抖动纱布袋，均匀地撒一层薄滑石粉，后将撒粉框取走即可；用撒粉盒撒粉的，将撒粉盒的一边贴紧墙边，离地 50 mm 左右稍用力抖向地面（力度与撒粉厚度成正相关，需多练习掌握）。粉块的厚度约为 0.3 ~ 0.5 mm。小于或等于 15 m² 的房间布放 2 块，大于 15 m² 的房间按每 15 m² 布放 2 块，粉块间距不小于 5 m。

（5）布粉后次日早晨检查，记录阳性粉块数（有足印或尾迹的粉块数）、有效粉块数（布放粉块数减去无效粉块数）和无效粉块数（布粉后被扫除或被其他动物破坏或被水浸湿不能辨别鼠迹的粉块），结果填入表 4.2。以鼠迹阳性率表述鼠密度。

鼠迹阳性率计算公式：$R = \dfrac{N_p}{N_e} \times 100\%$

式中：R ——鼠迹阳性率；

　　　N_p——阳性粉块数，单位为块；

　　　N_e——有效粉块数，单位为块。

根据防制前和防制后的鼠密度阳性率，按以下公式计算防制效果，并将结果录入表 4.4。

$$C = \frac{B - A}{B} \times 100\%$$

式中：C——防制效果，单位为%；

　　　B——防制前鼠密度阳性率，单位为%；

　　　A——防制后鼠密度阳性率，单位为%。

（三）注意事项

（1）工具统一，性能稳定。

（2）操作人员及其他条件前后一致。

（3）用撒粉盒撒粉要掌握好力度，平时要多练习并掌握技巧。

（4）粉块与墙基之间的空隙不得大于 2 mm。

（5）粉层厚度适中，均匀一致。

（6）监测结果要及时进行记录统计。

（7）操作完毕要及时做好工具的整理、清洁、保养和物品核对工作。

二　毒饵饱和投药法

（一）器械用品

1. 防护用品

手套、口罩、工作服、工作鞋。

2. 药品工具

细颗粒毒饵（鼠类对细颗粒毒饵的新物反应较低）、毒饵站（盒）、定量投饵勺、标识卡（见表4.5）、投药记录卡（见表4.6）、工具袋。

（二）操作步骤

（1）操作前穿好工作服、工作鞋，戴好手套、口罩。

（2）固定毒饵站（盒）。毒饵站用水泥浆固定；水泥地上放置的毒饵盒要用电钻装爆炸螺丝固定。

（3）贴好毒饵站（盒）标识卡。标识卡应贴于背墙的毒饵站（盒）上方约30 cm处，无背墙的则贴于毒饵站（盒）的中间位置。

（4）首次投药。用定量药勺在每个毒饵站（盒）内投 25 g，投于毒饵站（盒）的中间位置，并做好登记。

（5）补投药。第二天开始补投，补投前先做好清理工作，吃多少补多少，吃光加倍补投，直至不再出现盗食为止。每次补投时均做好登记。

表 4.5　毒饵站（盒）标识卡

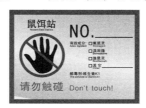

单位：　　　　　　　联系人：　　　　　　电话：

毒饵名称	主要成分	解毒方法

表 4.6 投药记录卡

单位：

投药日期	投药量/g	盗食量/g	补投量/g	操作人员（签名）

（6）计算鼠密度。可直接用盗食法进行计算，被鼠类盗食过饵料的毒饵站（盒）即为阳性毒饵站（盒）。以盗食率表示鼠密度。

盗食率计算公式：$R=\dfrac{N_p}{N_t}\times100\%$

式中：R ——鼠饵盗食率；

N_p——阳性毒饵站（盒）数，单位为个；

N_t——总毒饵站（盒）数，单位为个。

若要计算某时段的防制效果，可用投饵后三天内盗食率最高的数（考虑新物反应因素）与某时段的盗食率用公式进行计算即可。

（三）注意事项

（1）认真做好防护工作，防止中毒事故发生。

（2）诱饵要选择优势鼠最爱的，药品要用纯度高、杂质少的。

（3）补投前要做好清理整理，清除变质毒饵、残渣、鼠粪等。

（4）准确估计盗食量和进行准确补投。

（5）投饵、补饵后及时进行登记。

（6）操作完毕要及时做好工具的整理、清洁、保养和药品的核对工作。

? 思考题

1. 为什么要了解和掌握鼠类的生活习性？

2. 褐家鼠和小家鼠的生活习性有哪些？

3. 如何辨别褐家鼠？

4. 如何辨别小家鼠？

5. 如何识别鼠迹？

6. 如何处理死鼠？

7. 使用饱和投饵法时如何进行操作？

8. 如何运用粉迹法监测鼠密度？

9. 简述粘鼠板灭鼠的操作方法。

10. 简述捕鼠笼灭鼠的操作方法。

第五章　蟑螂防制

　　蟑螂，学名蜚蠊，俗称偷油婆、灶蚂子。远在 3.5 亿万年前，蟑螂就已经在地球上生存。蟑螂个体大小因种类不同而差异非常大，平均体长 20~25 mm，小的不到 15 mm，大的可达 35 mm。体色各异，呈灰褐色、棕褐色、红褐色或具华丽光泽，虫体扁平，适宜于缝隙孔洞生存。据科学家们估计，全世界目前已被记录的蟑螂约有 5000 种，我国已记录的有 253 种，分家栖和野栖两类。野栖占绝大多数，它们大多生活在草丛、枯枝落叶堆、碎石或树皮下，也有的生活在蚂蚁、白蚁、蜂类等的巢穴中，对人类影响不大。目前记载有 14 种蟑螂经常栖息、活动在人们生活场所及周围，影响人类的生活或传播疾病。家栖性蟑螂，是我国有害生物防制的重要害虫之一。

第一节　蟑螂的危害

　　20 世纪 80 年代以来，蟑螂被国家列为爱国卫生运动要消除的"四害"之一。蟑螂是目前我国城市和乡镇最常见的卫生害虫。随着农村城镇化步伐的推进，蟑螂已侵入千家万户。蟑螂对人类的危害主要有直接危害和间接危害两种。直接危害是污染人类的食物，干扰或破坏人类居住的环境等；间接危害是传播疾病，影响人类的健康。

一 直接危害

蟑螂偷吃食物。食品加工厂、商店以及家庭中的食物等都可能因蟑螂的咬食和污染造成经济损失。另外，蟑螂还会啃咬非食物性材料，如衣物、纤维板、书籍、书画等。蟑螂侵入电脑等家用电器而导致故障，造成经济损失，因此，国外有人称其为"电脑害虫"。

在蟑螂密度较高时，蟑螂常爬到人类休息的床上或交通工具（火车、轮船、汽车）的卧铺上，影响或骚扰人的睡眠；或在人类处于睡眠状态时侵入外耳道；或啃咬熟睡儿童的指甲、眼睫毛等，对人体造成损害。

二 间接危害

蟑螂无处不在，无所不吃，昼伏夜出，栖息在腐烂发臭的垃圾堆、下水道、厕所等阴暗的角落，同时也常常在厨房、食品仓库、住房里出没，偷吃人们的各种食品。蟑螂通过体表接触病原体、呕吐或排泄粪便，直接将病原微生物带到人类的食品或用具上，传播病菌，导致人类发病，这种传病方式称为机械传播。蟑螂是广泛污染食品的害虫，食源性疾病已成为全球关注的一个公共卫生问题。

（一）携带细菌

蟑螂携带对脊椎动物有致病作用的细菌有 40 多种。如志贺氏痢疾杆菌、鼠疫杆菌、绿脓杆菌、沙门氏菌、葡萄球菌、大肠杆菌等。这些可引起痢疾、小儿腹泻、肠道病、胃炎、疮疖、泌尿生殖道感染和食物中毒等。相关研究资料表明，1 只蟑螂身上可携带 14000000 个细菌，蟑螂的 1 粒粪便可带有上百万个细菌，是多种病原微生物的潜在携带与传播媒介。

此外，蟑螂也可感染霍乱弧菌、肺炎双球菌、炭疽杆菌、结核杆菌等致病菌，是多种病原微生物的潜在携带与传播媒介。

（二）携带病毒

蟑螂能携带、宿藏并排出病毒，如柯萨奇病毒、脊髓灰质炎病毒、腺病毒、肠道病毒和乙型肝炎病毒等。

（三）携带真菌

蟑螂可携带多种真菌，如霉菌类的烟曲霉菌、黑曲霉菌、青霉菌、酵母菌、黄曲霉菌等，其中黄曲霉菌产生的黄曲霉毒素是一种致癌物质。

（四）携带原虫和寄生虫

蟑螂能携带蛔虫、十二指肠钩口线虫、蛲虫、鞭虫和牛肉绦虫等多种致病性寄生虫卵和痢疾变形虫及贾第鞭毛虫等原虫。另外，还发现蟑螂可作为美丽筒线虫、东方筒线虫等多种线虫的中间宿主。

虽然蟑螂携带多种病原体，但一般认为病原体在它们体内不能繁殖，其传播病原体机制主要是依靠体表的机械性传播。然而由于它们的侵害面广、食性杂，常在垃圾、厕所、盥洗室等场所活动，又可在食品上取食，易引起疾病的传播，因此蟑螂对肠道病和寄生虫卵的传播不容忽视。

（五）引起过敏（变态）反应

支气管哮喘（简称哮喘）是当今世界威胁公共健康最常见的一种慢性肺部疾病。许多研究认为哮喘与蟑螂过敏及频繁接触蟑螂有关，且儿童更为明显。检测试验表明：儿童蟑螂抗原皮试阳性率为 13.31% ~ 63.75%，居 20 多种抗原皮试阳性率的前列。同时，蟑螂还可引起荨麻疹和过敏性鼻炎。

蟑螂引起过敏反应的主要原因是其体表皮屑、唾液、粪便等含有可以诱发过敏反应的蛋白质。美洲大蠊分泌物和粪便中含有致癌物质（黄尿烯酸），虽然含量低微，但对人类具有潜在危险。

第二节 蟑螂的形态特征与习性

蟑螂的分类地位

蟑螂的学名为蜚蠊。在分类地位上蟑螂隶属于节肢动物门、昆虫纲、蜚蠊目。蜚蠊目又分为 6 个科，即蜚蠊科、姬蠊科、地鳖科、硕蠊科、隐尾蠊科、折翅蠊科。全世界目前已经鉴定出的种类有 5000 种，我国有 253 种。大部分属于野外栖息种类，只有极少一部分种类侵入人居生活环境。我们常见的大蠊种类都属于蜚蠊科，如美洲大蠊、澳洲大蠊、黑胸大蠊、褐斑大蠊，德国小蠊则属于姬蠊科。

蟑螂的形态特征

如前所述，蟑螂在分类地位上属于昆虫纲，具有昆虫纲的特征，即虫体外骨骼由几丁质组成，外壳由硬质的板块构成，分头、胸、腹 3 个部分（如图 5.1、图 5.2）。蜚蠊目典型的共同特征是：成虫椭圆形、背腹扁平、大小不一，平均体长 20~25 mm，小的不到 10 mm，大的则可达到 35 mm。体色有灰褐色、棕褐色、红褐色，有的种类身体表面还具有油亮光泽。现将蟑螂的形态特征简单介绍如下。

（一）头部

头小而向前下倾斜，有单眼 1 对，复眼 1 对，复眼发达呈肾形。触角 3 节，由基节、柄节和鞭节组成，鞭节为长丝状，由 100 多节构成（感觉器官）。口器为咀嚼式口器，上颚下颚各 1 对，上颚坚硬，内侧有齿痕，能咀嚼咬坏食物和物品，下颚有成对的下颚须 5 节、下唇须 3 节。

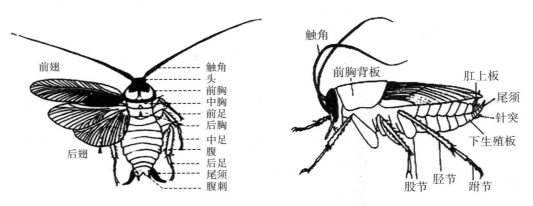

图 5.1　蟑螂形态正面图解　　　　　　图 5.2　蟑螂形态侧面图解

（二）胸部

胸部由前胸、中胸、后胸构成。前胸背板宽大，覆盖头的大部，背板上有许多斑纹，是鉴别种类的重要特征；翅 2 对且发达，亦有退化或消失者。前翅革质，后翅膜质，脉序近原始型；腹面有前足、中足、后足 3 对且发达，适于疾走，每足均由基节、转节、股节、胫节和跗节构成。每跗节有 5 节，各跗节间有跗节盘及末端爪间垫，使之能在光滑表面垂直爬行；跗节端部长有一对爪。

（三）腹部

腹部扁平而阔，由 10 节组成。第 1 腹节背板甚短；雌虫和雄虫的第 10 背板皆显著，特化为肛上板，第 11 节退化，在其基部两侧长 1 对多节尾须。腹板第 1 节退化，最末 1 节（雄虫的第 9 节，雌虫的第 7 节）称下生殖板，雄虫的下生殖板末端两侧具有针突（腹刺）1 对，是区分两性成虫的重要特征。

（四）蟑螂成虫性别特征

（1）雄虫（♂）具腹刺（如图 5.3）。

（2）雄虫体型比较瘦小、细长，雌虫（♀）体型肥大宽厚。

（3）雄虫翅发达至尾端，有些种类的雌虫无翅或翅至前半部。

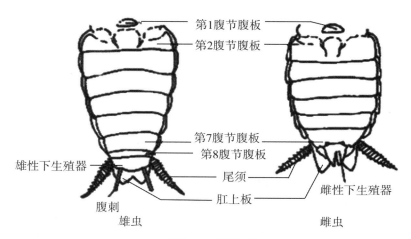

图 5.3　蟑螂腹部

三　蟑螂的生态习性

（一）生活史

蟑螂生活史分为卵、若虫、成虫 3 个时期，无蛹期，属不完全变态昆虫（如图 5.4）。

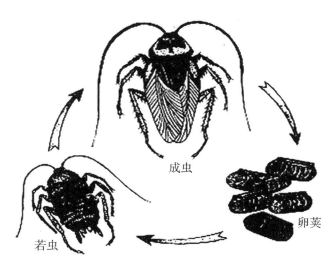

图 5.4　蟑螂的生活史

1. 卵

蟑螂产卵于胶质囊内，这个胶质囊称为卵荚（或卵鞘）。

蟑螂卵呈窄长形，乳白色，半透明，处在封闭的卵荚内，排成整齐的两列。卵荚的鞘壳质硬，有防水、保温、阻止杀虫剂渗入和抵御不良环境的作用。

蟑螂一般在羽化后数天进行交配，少数种类成熟后很快即能交配。雌虫交配1~2次就能终生产出受精卵，交配约10天后卵发育成熟，未经交配的雌虫也能产出卵荚，一般不能孵出若虫。卵荚产下后数日，雌虫又可产卵荚。不同种蟑螂，因气温、湿度以及营养状况的不同，产卵荚量悬殊。一只雌虫一生能产卵荚几个至几十个，如德国小蠊一生产卵荚4~8个，美洲大蠊一生产卵荚21~59个。

不同种群蟑螂的产卵方式有所不同。德国小蠊雌虫产出卵荚后一直拖至尾端，胚胎在发育过程中不断从母体得到必需的营养。待若虫要孵化出来时，雌虫将卵荚置于有食物的地方，卵荚才脱落。这种产卵行为使卵受到很好的保护，但给防制工作带来一定困难。美洲大蠊雌虫产出卵荚后，经短暂携带后用自身分泌的黏液将卵荚黏附在它的栖息场所隐蔽处，如碗橱、食品柜、案板下、写字台抽屉、衣柜、杂物箱、床头柜等阴暗角落里，不易被人们发觉。卵荚外壳坚实且耐干旱，内含足量的水分和营养物质，以满足胚胎发育的需要。卵荚壁厚，可防止失水，也能抵挡外界物质如杀虫剂的渗入，所以一般杀虫剂难以将其杀灭。还有一种卵胎生种类，雌虫产出卵荚后，卵荚又收缩进雌虫体内的"育室"中，一直到若虫孵出才脱落，如蔗蠊。

在适宜条件下（气温为25 ℃，相对湿度为60% ~ 80%），蟑螂卵期一般为30~90天。德国小蠊卵期约28天，美洲大蠊卵期为45~90天。

2. 若虫

蟑螂若虫形似成虫，体小，无翅，性器官未成熟，外骨骼的硬度较成虫稍软，触角和尾须节数随龄期增长，需蜕皮7~13次。刚孵化的虫体为白色，集中于卵荚周围；丧失跗肢和触角后经蜕皮可再生，但会增加龄期；幼小若虫不会外出觅食，吃蟑螂粪便及残渣。若虫期的长短受种类、季节气温、食物营养等影响。一般若虫期为100多天至1年左右。美洲大蠊的若虫与成虫见图5.5。

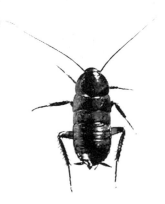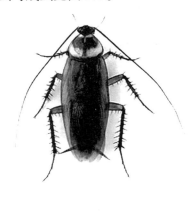

图5.5　美洲大蠊若虫与成虫

若虫虫体小于成虫，最后一次蜕皮的若虫虫体大小与成虫几乎相等。若虫无翅，绝大多数种类的成虫有翅。生殖器尚未发育成熟。外骨骼的硬度较成虫稍软。

3. 成虫

若虫最后一次蜕皮后，长出翅，羽化为成虫。一般羽化后 7 天才开始交配，雄虫一生可交配多次，而雌虫交配 1~2 次后即可终生产出受精卵。

成虫的寿命因种类而异，一般雌虫较雄虫长，大蠊比小蠊长，如美洲大蠊的寿命为 1~2 年，德国小蠊的寿命为 100~200 天。

完成一个世代所需的时间，与种类、温度、湿度、食物等因素密切相关。德国小蠊生活周期最短，完成一个世代需 2 个多月，一年一般有 4~5 代，最多有 7~8 代。美洲大蠊生活周期最长，完成一个世代需 1~2 年，甚至更长。

蟑螂的生活史周期长，寿命也长，且产卵数量多。如一只受精的美洲大蠊雌虫一生所产的卵荚多达 59 个，因此，蟑螂的繁殖力很强，它也是在地球上分布广、数量大的种群之一。

（二）生态习性

1. 栖息习性

蟑螂喜欢温暖、潮湿、食物丰富和多缝隙的栖息场所。凡有人类生活和居住的建筑物内都适宜蟑螂的孳生和发育成长，所以蟑螂成为侵害千家万户的卫生害虫。

蟑螂喜暗怕光，昼伏夜出，白天隐藏在阴暗的场所，夜晚外出活动、觅食或求偶。因而，蟑螂每天约有 75% 的时间都处于休息状态。蟑螂体扁，适于钻缝藏洞，可躲进很窄小的缝洞中。例如德国小蠊的成虫和若虫可藏于仅 1.6 mm 的缝隙，即使怀卵的雌虫也可在 4.5 mm 的缝隙中栖居。

蟑螂有群居的习性。常可发现在一个栖息点上集居几个至几百个蟑螂，其主要原因是聚集信息素的作用。聚集信息素由引诱剂和聚集剂两部分组成，前者能将同一种类的个体吸引到某一特定区域，后者能使吸引过来的个体聚集不离开。蟑螂的成虫和若虫均能分泌聚集信息素，并随粪便排出体外，具有诱集作用。所以不同种的蟑螂在不同的栖息场所呈岛状分布，在蟑螂粪便多的地方常常见到众多的蟑螂。

不同种类的蟑螂，栖息场所有差异。德国小蠊多见于火车、船舶等交通工具及大饭店和取暖设备的缝隙中，如管道周围、墙缝、护墙板等缝隙。美洲大蠊多见于酿造厂、饭店、医院、浴室和取暖设备等场所，偏爱热、湿的环境，如酿造厂发酵车间、豆制品加工厂等，它们也常在沙井、下水道、地下室等处群居。黑胸大蠊多见于居民住宅中，如碗橱、衣柜等家具及杂物堆处。

2. 食性

蟑螂食性杂，不但吃饭菜、糕点、水果、酒类以及谷物类等各种食品，还吃人类的排泄物、痰液、血液，也吃纸张、皮革、肥皂、丝毛织物等生活用品。但尤喜嗜食香、甜、油制的食品。其中香麻油对其极具吸引力，因此，有的地方称蟑螂为"偷油婆"。在食糖中，红糖对其引诱力最强。目前市场上出售的毒饵一般都含有麻油、红糖和炒面粉等。蟑螂除了吃食物外，还有啃咬非食物性材料的习性，如尼龙丝袜、毛线衣、呢绒衣、纤维板等。

蟑螂食性因种类不同而有差异。德国小蠊喜食发酵的食品和饮料，黑胸大蠊喜食糖和淀粉，美洲大蠊喜食腐败的有机物质，澳洲大蠊偏爱植物性食物。

蟑螂有较强的耐饥饿能力，尤其是雌虫。但它对水的需求必不可少，尤其是幼龄若虫，对水的需求更为迫切。如德国小蠊雌虫在有水无食条件下可存活 42 天，美洲大蠊雌虫可存活 90 天（见表 5.1）。

表 5.1　德国小蠊和美洲大蠊耐饥、耐渴能力比较表

条　件	寿命/天			
	雌　虫		雄　虫	
	德国小蠊	美洲大蠊	德国小蠊	美洲大蠊
无水无食	12	42	8	29
无水干食	—	40	—	27
有水无食	42	90	10	43

注：此表是在 27 ℃和相对湿度（RH，relative humidity）36% ~ 40%的情况下取得的数据。

蟑螂有同类相残的现象，在饥饿时会咬食同类尸体、残骸及同类粪便；幼龄若虫一般在栖息场所以蟑螂粪便为食。

3. 活动习性

蟑螂是典型的步行足，善于疾走，爬行速度可达 21 m/min。蟑螂虽然具有 2 对翅，但只有小部分种类能做滑翔或短距离飞行。蟑螂通过活动来觅食、交配繁殖和寻找适宜的生存场所，逃离和躲避不利的环境。

蟑螂对噪声、振动、自然光线及某些杀虫剂处理过的表面会出现回避或逃窜现象，所以在防制时要特别注意将药物喷洒到蟑螂栖息的缝隙里。

温度对蟑螂的活动具有明显的影响。最适宜温度为 25 ~ 28 ℃，低于 7.5 ℃不活动，静息越冬；低于 15 ℃时不活跃或微动；在 15 ~ 37 ℃时随温度升高而活动增加；37 ℃以上呈兴奋状态；高于 50 ℃则死亡。

蟑螂一般昼伏夜出，具有明显的节律性。蟑螂的活动与日落、日出时间有关，受人类活动和灯光等因素的影响。若白天能见到蟑螂，说明该区域蟑螂的密度较高。

4. 扩散习性

蟑螂通过墙洞、门窗、下水道或货物携带进行扩散，城市发展、经济繁荣、交通旅游、商贸发达给蟑螂扩散与生长繁殖创造了有利条件。蟑螂扩散有主动扩散和被动扩散两种。

主动扩散是蟑螂为了寻找适宜的栖息环境和食物，如在室温低时，移居灶炉周围缝隙，以及暖气槽内；酷暑时，移居室外；在干燥的天气或环境中，移居水源附近，如水槽、水沟、沙井、下水道等地方。所以，在干燥场所，气候炎热时用膏剂毒饵能够起到更好效果。

被动扩散是蟑螂随着火车、轮船、飞机等交通运输的货物、商品等被带到其他地方。这种扩散往往范围更广，距离更远，新种群更容易出现，造成目前蟑螂世界范围内广泛分布。尤其是德国小蠊，近年来迅速从城市向乡镇到农村扩散。

5. 季节消长

在正常情况下，蟑螂的季节消长是因气温变化而表现的种群或群落数量变化。

蟑螂属于冷血动物，它的活动受气温影响，有明显的季节消长和越冬现象。当室温低于 7.5 ℃时蟑螂进入越冬状态，4 ℃时不能活动，−5 ℃时很快死亡。不同地区蟑螂的季节消长有所不同。如南方地区的广东、广西因受亚热带气候影响，室内终年有蟑螂活动，但有明显的消长规律。蟑螂每年 4~5 月开始活动，7~10 月出现活动高峰，12 月到翌年 1~2 月活动减少。在上海和江浙地区，黑胸大蠊是居民家中的优势种群，在 4 月中旬开始活动；5 月随着气温上升活动增强，其密度明显上升；7~9 月为活动盛期，8 月为密度高峰；从 10 月起，活动随气温下降而逐渐减弱；12 月到翌年 3 月为越冬期。同一地区美洲大蠊季节消长与黑胸大蠊基本相同。

饭店、厨房、酿造厂、发酵房中，因温湿度适宜，蟑螂能够终年活动繁殖，故季节变化不明显。

与南方相比，北方因有暖气，故蟑螂不出现越冬状态，而且较夏天更为集中，多紧靠热源栖息和活动，如厨房炉灶和暖气片附近。而在盛夏高温季节，因厨房温度过高，它们往往迁移到别处，所以厨房等处蟑螂的密度反而降低。

6. 越冬习性

蟑螂的卵鞘、若虫、成虫均可越冬，但以卵鞘和若虫为多见，成虫以雌虫为主。当室温低于 7.5 ℃时，蟑螂便进入越冬状态。越冬的成虫、若虫均蛰伏而不动，身上遍布灰尘，触之仅做缓慢爬行。越冬场所与栖息场所基本一致，只是越冬场所更隐蔽，更不受干扰。

第三节 常见蟑螂的形态特征及习性

卫生害虫蟑螂的常见种类不多，目前已知未超过 10 种。本节介绍最常见的两种蟑螂——美洲大蠊和德国小蠊。

一 美洲大蠊

美洲大蠊原发现于南美洲，主要分布在热带和亚热带地区，也有的分布且延伸至温带北部。我国绝大部分省（市）均有发现。它是广东、广西、海南和福建等地区的优势种。

（一）形态特征

美洲大蠊（如图 5.6）是室内体型最大的蟑螂，一般体长 27~40 mm，但也有较小或更大的个体。雌虫和雄虫体型约等大，但雌虫较为肥胖。体呈红褐色。前胸背板有一大的黑褐色蝶状斑，斑的中线向后延伸成"小尾"，中线前方有一"T"形黄色条纹；后缘呈灰黄色，色斑较宽。成虫翅发达，雄虫的超出腹端，雌虫的伸达腹端。

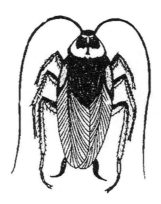

图 5.6 美洲大蠊

美洲大蠊初产卵荚呈白色，逐渐变为褐色至黑色，长约 1 cm，宽约 0.5 cm，美洲大蠊一生产卵荚 21~59 个，每个卵荚的卵为 14~16 粒，呈上下两排对称排列，每排 7~8 粒。若虫形似成虫，体小，无翅，性器官未成熟，外骨骼的硬度较成虫稍软。

（二）生活习性

美洲大蠊喜温湿环境，最适温度为 28 ℃。温度为 21~33 ℃时最为活跃。

美洲大蠊食性广而杂，几乎可以吃任何有机物，偏好腐败的有机物，有时可群集在垃圾堆和粪便上觅食。在室内，除了取食各种食物外，也常咬食书本、衣服、鞋袜等。当缺乏食物时，有自相残食或吃掉自己产出的卵荚的现象。

美洲大蠊通过主动爬行和被动携带常侵入家庭、饭店、旅馆、杂物堆、酿造厂和各类食品工厂，栖息于上述场所的厨房、下水道、地下室、水暖管道、地台板、墙壁等的缝隙处。由于有外栖习性，也在室外下水道、沙井、厕所、粪坑（池）、垃圾堆等处栖息。

雌虫产卵选择温湿的隐藏场所，用口中分泌物质将卵荚黏附在墙角、厨房操作台下面、抽屉、农贸市场柜台下面、杂物堆中或物体的表面等。

美洲大蠊生活史周期很长，在自然条件下，通常要 2 年左右或更长时间才能完成一个世代，若虫期 1 年左右，成虫寿命约 1 年。

美洲大蠊是广东、广西、海南、福建等地区的优势种，常见于居民住宅、机关、学校饭堂、中小型饭店、杂货店，以及室外的垃圾堆、下水道、化粪池等环境中。

二 德国小蠊

德国小蠊遍布全世界，它是一种全球性分布的种类。它是我国北京、吉林、辽宁、内蒙古、新疆等地的优势种。同时，它也是目前全国各大宾馆、饭店、食品加工厂、医院，以及火车、飞机、船舶等交通工具上的常见种。

（一）形态特性

德国小蠊（如图 5.7）是室内蟑螂中体型最小的一种，体长 10~15 mm，呈茶褐色，雌虫色略深，成虫前胸背板有两条平行的黑褐色纵条。翅发达，雄成虫的翅接近腹端，雌成虫的翅超过腹端。

德国小蠊的初产卵荚为白色，渐变为淡褐色，以至栗褐色。卵孵化前卵荚两侧有缘带，卵荚出现约一日，即向左或右旋转横置，卵荚长 7~8 mm，略弯。德国小蠊一生产卵荚 4~8 个，每个卵荚含卵粒 37~44 粒。

（二）生活习性

德国小蠊与美洲大蠊相比，对湿度的要求没那么高。作为世界分布种类，在我国各地分布广泛，多见于宾馆、酒店、医院、飞机、轮船、火车等环境。

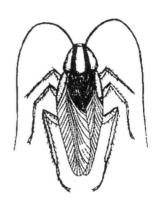

图 5.7　德国小蠊

1. 栖息

德国小蠊一般成群隐蔽栖息在潮湿、食物丰富的厨房、食品加工厂、食品储物间的缝隙、角落和支架转角处。木质家具的缝隙和电器设备，更是它们经常栖藏的场所。在宾馆、餐饮店和食堂的厨房中，它们也可侵入金属柜橱、瓷砖缝内栖息。在居民住宅，它们以侵害厨房和浴室为主。

2. 食性

德国小蠊以各种有机物为食，尤喜发酵的甜味食品。它在西餐厅、酒吧间、面包加工及销售场所的种群密度高。

带荚的雌虫和若虫，对水的需求较食物更迫切。如有水源，而没有食物，成虫一般能存活一个多月，若虫只能存活 10 天左右；如缺水，也无食物，则成虫在 8~

12 天内死亡，若虫能存活的时间更短；饥渴的个体，在白天也会从栖息场所中爬出，到处觅水。

3. 活动

相对其他种类蟑螂，德国小蠊较不怕噪声、震动和强光，所以白天也能见到其活动。成虫和高龄期若虫也偶见于室外，可在室外垃圾中生活。

4. 繁殖

德国小蠊的生长发育受温度和湿度的制约。在 19 ℃时，若虫期为 147 天，在 31 ℃则只需 41.7 天。在最适宜条件下（温度 28 ℃，相对湿度 65%~80%，食物丰富），完成一个世代平均约需 62 天，其中卵期 15~30 天，若虫期 30~56 天。成虫的雌雄平均寿命有较大差别，雄性平均寿命约 118 天，雌性平均寿命约 87 天，一年可繁殖 4~7 代。

由于生活史短和适应性强，孵化率高，繁殖率亦高，因此，它是城镇蟑螂中极难防制的种类之一。

第四节 蟑螂侵害调查方法

蟑螂的侵害调查是开展蟑螂防制必须要进行的前期基础性工作，否则防制工作就是无的放矢，还会浪费人力物力，造成环境污染。蟑螂侵害调查的方法很多，本节介绍常用的粘捕法、目测法和药激法三种，为制定蟑螂防制方案提供参考。

一 粘捕法

（一）布放方法

粘捕法采用粘蟑纸（也称蟑螂屋，规格为 17 cm×10 cm）进行侵害调查。打开独立包装的粘蟑纸，撕下表层防老化的不干胶纸，在粘蟑纸的中央放 2 g 甜鲜面包为诱饵，选择要进行调查的场所（食品加工销售店/点、医院、酒店、宾馆、商务办公楼），依据调查范围的大小和人力实际情况，每种代表性场所布放不少于 10 张粘蟑纸。食品加工销售店/点一般布放在食品加工销售柜台，酒店布放在操作间和餐厅，宾馆布放在储物柜和抽屉，商务办公楼布放在办公台柜下面或杂物储存间，医院布放在病房床头柜和诊疗室柜桶下面，居民区布放在各户的厨房或储物间。粘蟑纸晚放晨收。每个标准间（约 15 m²）放置 1 张，居民区每户厨房放置 1 张。布放时一定要编号，依照布放场所顺序依次进行，以便于分类型分析统计不同场所的侵害率。每次进行新的蟑螂侵害调查时，必须采用未曾使用过的粘蟑纸，使用布满灰尘或曝光老化的粘蟑纸会影响调查数据的准确性。

（二）结果统计

布放后第二天，将粘蟑纸按编号和布放场所依次登记，登记粘捕到的蟑螂种类和雌、雄成虫或若虫数。捕获蟑螂总数是指粘蟑纸粘捕到成虫、若虫的总数。

同时记录回收的粘蟑纸总数（见表5.2），填写好汇总表（见表5.3）。蟑螂侵害调查结果用蟑螂密度（只/张）和侵害率来表示，计算公式如下。

$$蟑螂密度（只/张）= \frac{捕获蟑螂总数（只）}{回收的粘蟑纸数（张）}$$

$$侵害率（\%）= \frac{阳性粘蟑纸数（张）}{回收的粘蟑纸数（张）} \times 100\%$$

表5.2　蟑螂侵害调查记录表（粘捕法）

被调查单位名称：　　　　　　　　　　　　　　调查时间：　　　年　　月　　日

布放场所	德国小蠊			澳洲大蠊			黑胸大蠊			褐斑大蠊			日本大蠊			其他			合计			备注
	若虫	雌虫	雄虫	若虫	雌虫	雄虫	若虫	雌虫	雄虫	若虫	雌虫	雄虫	若虫	雌虫	雄虫	若虫	雌虫	雄虫	若虫	雌虫	雄虫	
合　计																						
蟑螂密度/（只/张）																						
侵害率/%																						

调查人：　　　　　　　　　　　　　　调查单位：

表 5.3 蟑螂侵害调查汇总表（粘捕法）

被调查单位名称： 调查时间： 年 月 日

场所类型	回收粘蟑纸数/张	阳性粘蟑纸数/张	侵害率/%	捕蟑数/只	密度/（只/张）	备注
合计						

调查人： 调查单位：

目测法

目测法也称蟑迹法，主要观察活的蟑螂成虫和若虫、活卵荚和蟑尸、翅膀、肢体、粪便、空卵荚等蟑迹。

（一）方法与步骤

在进行前期勘查或调查的场所，用手电筒照明，查看蟑迹并记录。

每个场所 3 min 内观察到的蟑螂种类、数量、活卵荚数和蟑迹（虫尸、残尸、空卵荚、粪便等）数，以 15 m² 为 1 个标准间，蟑迹一般以处数计（岛状分布），记入表 5.4。

（二）结果统计

1. 蟑螂成若虫侵害率计算

$$蟑螂成若虫侵害率（\%）= \frac{有蟑螂成若虫阳性房间数}{检查房间总数} \times 100\%$$

2. 蟑螂活卵荚侵害率计算

$$蟑螂活卵荚侵害率（\%）= \frac{有蟑螂活卵荚阳性房间数}{检查房间总数} \times 100\%$$

3. 蟑迹阳性率计算

$$蟑迹阳性率（\%）= \frac{有蟑迹阳性房间数}{检查房间总数} \times 100\%$$

表 5.4　蟑螂侵害调查记录表（目测法）

被调查单位名称：　　　　　　　　　　　调查时间：　　年　　月　　日

序号	监测场所	监测间（处）数	成若虫								卵荚				蟑迹						
			大蠊				小蠊				阳性间（处）数	查获只数	侵害率/%	密度/密度指数	查获数					侵害率/%
			阳性间（处）数	查获只数	侵害率/%	密度指数	阳性间（处）数	查获只数	侵害率/%	密度指数					粪便	虫尸	残尸	空卵荚	蟑迹合计	
合计																				

调查人：　　　　　　　　　　　调查单位：

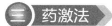 药激法

（一）方法与步骤

检查用具：手电筒、蟑螂密度检测剂。

用蟑螂密度检测剂（如 0.3％二氯苯醚菊酯酒精液）对蟑螂栖息地点进行喷洒，观察每个标准间（15 m²）喷药后 5 min 内激出的蟑螂数，以此确定侵害率（％）和密度（只/间），将监测结果记入表中（见表 5.5）。

药激法被全国爱国卫生运动委员会办公室（1997）第 28 号文确定为对创建灭蟑螂先进单位、卫生城市的考核鉴定方法，2014 年以后改用目测法进行考核评价。此法优点是操作简便，可以在白天进行考核或调查，立即获得调查结果，蟑螂侵害率和密度指数也比较符合实际情况。缺点是调查结果与喷药人员的经验有很大关系，对调查种群结构、雌雄性比和季节消长等有一定的困难。

（二）结果统计

1. 蟑螂侵害率计算

$$蟑螂侵害率（％）= \frac{有蟑螂阳性房间数}{调查（监测）房间总数} \times 100\%$$

2. 密度计算

$$密度（只/间）= \frac{5 \text{ min 爬出的蟑螂总数}}{调查（监测）房间总数}$$

3. 密度指数计算

$$密度指数（只/间）= \frac{5 \text{ min 爬出的蟑螂总数}}{有蟑螂阳性房间数}$$

表 5.5　蟑螂密度监测记录表（药激法）

被调查单位名称：　　　　　　　　　　　　　　　　调查时间：　　年　　月　　日

序号	监测场所	监测间数	检测剂名称、有效成分及含量	成若虫				侵害率/%	密度或密度指数/（只/间）
				大蠊		小蠊			
				有蟑螂间数	查获只数	有蟑螂间数	查获只数		
合计									

调查人：　　　　　　　　　　　　　　　　调查单位：

第五节　蟑螂防制措施

　　蟑螂防制方法很多，重要的是从侵害的种类、习性和具体环境条件出发，选择切合实际、经济有效、对人和环境安全的方法和措施，并将其合理组合，使各种方法和措施相互辅助，相互增进，达到有效制的目的。

一 防制原则

（一）坚持综合治理的原则

　　以蟑螂生态习性为依据，坚持标本兼治，以环境防制为主，化学防制和物理防制相结合的方法，把蟑螂密度控制在不足为害的水平。

（二）坚持安全、有效、简便和经济的防制原则

　　目前，蟑螂防制的常用方法有环境防制、化学防制、物理防制等，不管使用何种防制方法都必须坚持安全、有效、简便和经济的原则。安全是指所采用的防制方法和使用的杀虫剂必须确保人、畜的安全，并兼顾环境保护，不损坏设备和用品。有效是灭蟑工作的重点和核心，因此，必须选择速杀高效的杀虫剂和效果可靠的施药方法，才能受到客户的欢迎。简便是指所选择的防制方法简单易行，便于操作，

不扰民。经济是指考虑社会和群众承受能力的同时，不但要考虑成本和经济效益，更要注重社会效益。

（三）坚持专群结合，以专业队伍防制为主的原则

因为蟑螂具有繁殖快、宿藏隐蔽、昼伏夜出、易产生抗药性等特点，所以蟑螂的防制工作是一项专业性较强的系统性复杂工程。因此，蟑螂的防制必须坚持以专业队伍为主，采用化学防制与物理防制相结合的防制方法有效地杀灭成若虫。同时必须广泛宣传和发动群众搞好室内外环境卫生，堵洞抹缝消除蟑螂栖息场所，清除卵荚和各类蟑迹。

二　环境防制

环境防制的目的是改善室内外环境卫生，断绝蟑螂食物和水源，破坏其栖息场所，消除其赖以生存的环境条件，减少环境污染，达到防制效果。

（一）搞好环境卫生，堵洞抹缝，消除蟑螂栖息场所

据调查，家栖蟑螂大部分终年都在室内生活，并常常栖居在同一地方。因此，破坏蟑螂赖以生存的室内环境，使之不利于蟑螂的生长和发育，是防制蟑螂的根本措施。

（1）保藏好食物和饲料。清除散落、残存的食物，及时处理与清除食品的下脚料和用过的餐具，断绝和减少蟑螂的食源和水源。

（2）经常保持环境整洁。清除垃圾、杂物、卫生死角及卵荚和蟑迹，使环境不利于蟑螂孳生和繁衍。

（3）堵洞抹缝。对墙壁、地板、门框、窗台（框）、厨（家）具等处的孔洞和缝隙，用油灰、水泥、玻璃胶或其他材料加以堵塞封闭，对一些破损的物品和墙面要及时修缮，消除蟑螂的栖息条件。

（二）采用查、封、堵的手段，防止蟑螂侵入室内

通常情况下，蟑螂侵入室内的主要途径有两种：一是随同人们携带或运输的食品、货物"乔迁"入室；二是经门窗、墙壁的孔洞、水电管线、下水道等由户外潜入室内。因此，为了防止蟑螂侵入要做好以下两个方面工作。首先，要认真检查进入室内的货物和食品，如发现其中有卵荚或蟑螂，要立即将其清除和杀死。其次是安装有效的纱门、纱窗；厨房下水道口、厕所便池口要加活动塑料盖；对外排水口、通风口安装栅网；所有水电、煤气、空调等管线口用油灰或水泥封堵，防止蟑螂飞入或爬入室内。

三　物理防制

物理防制既经济实用，又安全方便，不污染环境。尤其是对于不能使用化学药物的场所更是一种必不可少的防制手段。在平时的蟑螂防制中，物理防制往往与化学防制起着互补作用，共同发挥灭蟑效果。常用的物理防制方法有人工捕打、诱捕、粘捕、除荚、烫杀、电杀等。

（一）诱捕与粘捕

诱捕与粘捕是物理防制中使用最多的方法，通常采用诱捕器或粘蟑纸诱捕蟑螂。其主要优点是使用安全、方便，适用于家庭、饭店、医院等场所，也可用于商务楼、计算机房等不宜直接喷药的场所。

诱捕与粘捕使用的工具形式多样，有市场销售的粘蟑纸、粘蟑盒、诱蟑盒等，也有利用废旧物品自行制作的空罐头瓶、玻璃瓶或广口瓶等。如利用广口瓶诱捕蟑螂时，应在瓶内放入少许诱饵（面包屑、红糖之类的香甜食品），瓶口内壁涂上少量凡士林或香油，晚上把它放在蟑螂经常活动的场所，用纸板搭一条"引桥"，将蟑螂诱入瓶中捕杀（见图5.8）。

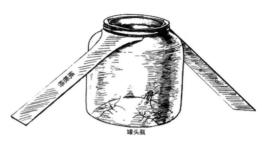

图 5.8　广口瓶诱捕器

诱饵除上述香甜食品外，近年还应用人工合成的蟑螂聚集信息素作诱饵，其引诱力更强。

下面介绍市场销售的常用捕蟑器的使用方法。

1. 布放位置

将捕蟑器放置在蟑螂经常活动或栖息的场所，如各种电器设备（冰箱、饮水机、计算机等）、写字台、文件柜、书柜等家具的下面或柜内，厨房灶台下，厨柜、食品柜、厕所放物柜（架）内。

2. 布放数量

布放的数量应根据现场面积大小、蟑螂危害程度和环境复杂情况来确定。一般每 15 m² 房间布放捕蟑器应不少于 2 个。

3. 捕获蟑螂的处理

由于蟑螂成若虫排泄的粪便含有聚集信息素，因此，若捕蟑器上只粘捕有少量蟑螂时，暂不要立即将其处理，继续保留使用可诱捕到更多蟑螂。若粘捕到较多蟑螂，且影响其再诱捕效果时，可将捕获的蟑螂清理。

（二）清除卵荚

蟑螂的卵荚常产在比较隐蔽的缝隙或孔洞内、角落处和杂物堆中，一般很难发现，且目前还没有特效的药物能杀死它。因此，发动群众搜除卵荚与杀灭成若虫相结合是行之有效的方法，可收到事半功倍的防制效果。

（三）开水烫杀

厨房操作间、餐厅、食品饮料生产加工车间、仓库等是蟑螂喜居的场所，也是慎用化学杀虫剂的地方。因此，使用开水或蒸汽直接浇灌各种缝洞和角落，烫杀隐藏在其中的蟑螂和卵荚是一种经济、简便的方法。

（四）电子灭蟑

目前市场上销售的电子捕蟑器，大部分属于电流强度小，对人畜比较安全，使用方便的产品。布放时，应先在捕蟑器内放入适量诱饵，待蟑螂被诱入后触电击杀。此方法适用于不用或慎用化学杀虫剂的场所。

四　化学防制

化学杀虫剂具有使用方便、见效快以及可以由工厂大量生产等优点。使用化学杀虫剂防制是目前蟑螂防制中行之有效的方法，也是现时我国城镇杀灭蟑螂采用的主要措施之一。据调查，在卫生害虫中，蟑螂是最容易产生抗药性的。因此，在蟑螂防制中必须重视选用合适的杀虫剂和杀虫方法，达到避免抗药性的产生，减少对环境的污染，实现良好的灭蟑效果之目的。

根据世界卫生组织（World Health Organization，WHO）最新推介标准及我国关于农药管理条例的规定，目前我国常用灭蟑杀虫剂主要有：有机磷类有乙酰甲胺磷、毒死蜱、杀螟松等，氨基甲酸酯类有残杀威、噁虫威等，拟除虫菊酯类有顺式氯氰菊酯、氯氰菊酯、高效氯氰菊酯、溴氰菊酯、氯菊酯、苯氰菊酯、氟氯氰菊酯、三氟氯氰菊酯等，有机氟类有氟蚁腙、氟虫胺等，吡唑类有氟虫清。昆虫生长调节剂有氢化保幼激素。施药的方法主要分为药物喷洒、烟（气）雾熏杀、投放毒饵和缓稀灭蟑等方法。本节重点介绍滞留喷洒和毒饵（胶饵）毒粉灭蟑。

（一）滞留喷洒灭蟑

滞留喷洒的作用原理是将长效的杀虫剂喷洒在物体表面或缝隙，使昆虫与药物接触中毒死亡。蟑螂是爬行昆虫，其活动时常在物体表面爬行，栖息于各种孔洞或缝隙中。因此，滞留喷洒是防制蟑螂最有效的方法。

目前用于滞留喷洒主要的剂型有可湿性粉剂、悬浮剂、乳油等。常用喷洒器具主要有手动式喷雾器和背负式机动喷雾器。室内滞留喷洒应注意以下事项。

1. 确定用药剂量

滞留喷洒所需剂量应根据物体表面吸水性、杀虫剂的种类、使用的浓度及是否存在抗药性等因素而定。以物体表面吸水性为例介绍如下：通常情况下，吸水性好的表面比半吸水性或不吸水性表面滞效时间长，被水冲洗的表面或晒的表面滞效时间短。因此，在配制用药浓度时，对吸水量小的表面，可适当提高药物浓度，对吸水量大的表面，应适当降低药物浓度。在喷洒的剂量上，一般情况下，玻璃、不锈钢、瓷砖板面喷药量 $25\sim30$ mL/m²，木板面（油漆）$35\sim45$ mL/m²，水泥石灰板面 $100\sim200$ mL/m² 以上，以湿而不流为好。

2. 选择喷药部位

喷药前要对施药场所及范围进行全面的虫情调查，了解其种群分布、危害的程度，掌握栖息活动场所，有针对性地对蟑螂栖息和活动场所实施喷药，做到有的放矢、重点突出、点面结合。

喷洒的重点应是蟑螂经常活动的表面和各类缝隙，如墙壁、地面、门窗、各类家具等的孔洞和缝隙。若发现没有蟑螂的地方可不必喷药或少喷药。

3. 选择施药方法

（1）室内大范围施药。施药前应关闭门、窗、风扇和排风扇，并将橱柜门打开，取出抽屉，以便对内施药。同时还要把喷雾器的喷头调为扇形喷雾状态。施药时，先在门、窗及通道口喷洒一圈宽 $200\sim400$ mm 的屏障带，使蟑螂从这些出入口逃跑时也会接触到药物。然后按由外到内，由上到下的顺序喷洒。一般墙面喷洒高度为 $1\sim1.5$ m，靠床墙面喷洒高度为 0.5 m。施药后，再密闭 1 h，以防蟑螂逃窜。

（2）孔洞、缝隙施药。施药前应把喷雾器的喷头调为扇形喷雾状态，先在蟑螂栖息的孔洞、缝隙和角落周围喷一圈宽约 200 mm 的屏障药带，然后把喷雾器的喷头调为线形喷雾状态，再对这些栖息场所喷射足量的杀虫剂。切忌先对这些栖息场所直接喷药，否则会将蟑螂驱赶到没有药物的地方而得以幸存。

（二）毒饵（胶饵）毒粉灭蟑

毒饵灭蟑具有使用简便、有效、价廉和不污染环境等特点，颇受客户欢迎，是家庭、机关、办公室、学校常用的方法。目前常用的毒饵的主要剂型有水剂、片剂、胶饵、颗粒、糊剂等。常用的主要药物有乙酰甲胺磷、敌百虫、硼砂、残杀威、氟虫胺、伏蚁腙、咪蚜胺等，以及这些药物的复方剂型。

理想的毒饵（胶饵）应具备如下两个条件：一是有良好的胃毒作用，并具备防霉、防潮的功效；二是有无驱避或小驱避作用，并对蟑螂有较好的诱杀效果。

1. 灭蟑毒饵的投放

（1）投放位置。

根据蟑螂喜暗、温暖、湿润环境的生态特点，将毒饵布放在蟑螂栖息和活动场所，如厨房、餐厅、食品加工和储存场所，医院病房的床头柜或地下室等一些不适宜喷药的地方。尽量投放在隐蔽处，减少人为干扰。

（2）投放方法。

投放毒饵应采取量少、点多和面广的方法，注意防潮。量少是指每个投放点放毒饵约 0.2 g。点多和面广是指投放毒饵要求达到一定的覆盖率、到位率和保留率，以增加蟑螂取食的机会。

投放毒饵时，为便于投放、收集和防潮，最好将毒饵布放在专设的毒饵盒或毒饵槽内，并用胶带或图钉将其固定在橱柜或抽屉的角落处，家具背后的夹缝里或电线和管道上。

（3）定期检查补充。

投放毒饵后要适时检查毒饵消耗情况，及时补充或更换。晚上应将投放毒饵场所的食物收藏好，将桌面和地面打扫干净，并管理好水源，以提高毒饵的诱杀效果。

2. 灭蟑胶饵的布施

胶饵是一种新出现的毒饵剂型，它是以各类有机或无机胶为基质，加入杀虫剂制成的。通常胶饵含有较多的水分。根据蟑螂食性加入适量的引诱成分，可使胶饵湿润可口，适口性极佳。由于胶体的某种特性，在表面层失去水分后，便形成一种特殊的保护膜，能防止内部水分不散失达数月之久，保持较好的适口性，即使在周围有很多食源的情况下，仍具有良好的取食竞争优势。

胶饵类毒饵与一般毒饵相比，具有适口性好、使用剂量少、持效期长、安全性高、环境污染少、适宜缝隙与潮湿环境等优点，适用于普通毒饵和喷洒剂不能使用的场所和部位，弥补了普通毒饵的不足。

（1）布放位置。

由于胶饵特殊的柔软性和粘附性，因此可直接将胶饵布放在各类缝隙中，如文件柜、书柜、食品柜、墙缝、护墙脚板缝、瓷砖墙壁以及各种电器设备的外壳等缝隙中。同时胶饵还具有防潮湿的特点，故还适宜在厨房和卫生间等环境下布施。

（2）布施方法。

胶饵布放应采用点状处理。根据蟑螂密度和施药场所的实际，一般每隔 30 cm 布放绿豆般大小的胶饵量。目前市场上销售的胶饵都配有施药工具，如针筒、施药枪等，灭蟑螂时可直接做点状处理。

一般情况下，胶饵可持效 3 个月以上，质量好的可持效更长时间。因此只有发现胶饵消耗完后，才需进行补充和更换。

3. 灭蟑粉的使用

粉剂具有持效期长、性能稳定、使用方便等优点，但其杀虫作用较油剂、乳剂慢。粉剂的药效与其粒度有直接关系。粒度越小，药物比积（每克药物的表面积）越大，相应药效越高。但粒度过小，施药时粒子易随气流漂移散失。一般粒度以 5~40 μm 为宜。

（1）撒布位置。

灭蟑粉适用于干燥的缝隙、孔洞、夹墙、角落和一些固定设备（如书架、家具、货架等）的底下，以及不宜使用水剂喷洒的地方，如电线槽、电源开关等。但不适宜处理橱柜内、桌面上，潮湿地面及暴露表面。

（2）撒布方法。

布粉时粉层用量不宜过多，只要表面有一层薄而均匀的粉层即可，用量过多，反而会引起蟑螂的拒避作用，影响蟑螂进入粉层。

粉剂性能稳定，残效期长，如不受潮可保持药效达半年之久。如发现粉剂已受潮或受到清扫破坏，应及时补充或更换。

灭蟑药笔具有加工简单、使用方便、安全可靠、成本低廉等优点，已得到广泛应用。灭蟑螂时，用药笔涂画于蟑螂栖息的缝隙、孔洞、家具背面、抽屉外侧等位置。涂画时，一般以蟑螂宿藏或活动点为中心画"O"或"#"字的圈，或在蟑螂出入活动的地点画横线，封闭蟑螂活动范围或出入路径，如在厨房门的地下、门框处均画一条封闭线。涂画药笔线的宽度应大于 1 cm。

（三）烟雾熏杀

烟雾熏杀具有扩散和渗透性能好的优点，能快速杀灭隐藏在缝洞中的蟑螂，但对卵荚作用不大。烟雾熏杀适用于密闭的仓库、地下室、下水道以及环境复杂、内部物品多的场所。因此，为了杀灭残存的成虫和新孵化的若虫，一般间隔一个月再重复处理一次较为合适。

烟雾通常由烟雾剂经过烟雾发生器的高温而产生，也有采用杀虫烟幕弹或用杀虫烟剂（助燃剂）而产生。

（四）药物缓稀灭蟑

杀虫涂料包括油漆、乳胶等，是由杀虫剂和树脂乳胶等加工而成的一种制剂。具有持效期长、使用安全等优点。目前的产品有杀虫乳胶涂料（以氯菊酯、氯氰菊酯为主）和杀虫油漆（主要含氯氰菊酯和杀螟松等），它们均有较好的杀虫效果和滞留效果。

（五）灭蟑方法的选择

蟑螂的防制应采取综合防制措施，如果只靠一种方法或一种杀虫剂是难于达到杀灭效果的。灭蟑方法选择不当，不但起不到应有的防制效果，还会导致人力、物力和财力的浪费。因此，选择恰当的灭蟑方法是保证良好的灭蟑效果的前提和基础。

1. 灭蟑方法选择的依据

选择灭蟑的方法应依据现场环境、蟑螂种类、蟑螂密度及实际处理条件等综合考虑。

（1）根据现场环境。

现场环境是决定采用灭蟑方法的重要依据，如在厨房和卫生间等潮湿环境中，使用灭蟑粉就受到很大限制。而在办公室写字台抽屉、文件柜、书柜等办公家具内，则不宜采用喷洒剂进行处理。因此，灭蟑方法的选择首先要考虑现场环境。

（2）根据蟑螂种类。

不同种类的蟑螂，其生活习性和栖息场所都存在着差异，如美洲大蠊喜爱湿热环境，常栖息于下水道中。而德国小蠊对湿度的要求没那么高，在室内栖息的场所广泛。因而这两种蟑螂杀灭方法的选择应依据其栖息习性的不同而不同。

（3）根据蟑螂密度。

蟑螂密度的高低也是选择灭蟑方法的重要依据。如在蟑螂密度较高的情况下，需先采用速效杀虫剂进行处理，以便在短时间内快速降低蟑螂密度。如在蟑螂密度较低的情况下，可选择使用持效期长的毒饵进行处理。

（4）根据实际处理条件。

由于灭蟑方法和杀虫剂种类和剂型较多，不同种类和剂型的灭蟑剂在质量、毒性、效果和价格等方面都存在很大差异。因此，在灭蟑方法的选择上要兼顾客户要求、经费情况、环境安全、灭蟑效果等主客观条件，综合选用能基本满足各方要求和条件的灭蟑剂。

2. 不同灭蟑方法的特点和适用范围

（1）环境防制。

环境防制是简单、经济、长效的灭蟑方法。各种有效环境防制措施，不仅能阻止蟑螂从外界侵入室内，而且能有效清除室内蟑螂的孳生条件和栖息场所，使之不利于它们的生长和发育。因此，环境防制往往是灭蟑工作中的重要方法之一，在各类场所和环境中均可使用。

（2）物理防制。

物理防制的方法实用、方便，可在家庭、医院、宾馆、轮船等各类场所使用。而且物理防制不使用化学药物，对人畜无害，不污染环境，因而十分安全，故对于很多不能使用化学杀虫剂的场所，它是一种必不可少的手段。物理防制可与其他方法共同使用，协同发挥作用。

（3）化学防制。

化学防制仍是目前控制蟑螂的重要手段，击倒性强，效果明显。但是，由于蟑螂对某些杀虫剂容易产生抗药性，有些药物又可污染环境，因此，选用合适的杀虫药与剂型，采用科学的灭蟑方法，在蟑螂防制中显得尤为重要。

3. 选择灭蟑方法的步骤

（1）进行现场勘查。

为了选择有效的蟑螂综合防制措施和灭蟑方法，必须要对现场环境进行全面勘查。勘查重点为处理场所、环境类型、蟑螂栖息及危害严重区域、不宜用药的特殊部位等方面。同时，对处理环境进行蟑螂密度监测，有利于准确掌握蟑螂密度。

（2）分析密度调查情况。

根据现场勘查的结果进行综合分析，重点了解处理场所的蟑螂种类、密度情况和侵害范围及原因。

（3）确定灭蟑方法。

根据现场勘查情况和综合分析的结果，确定使用最合适的药剂和科学的灭蟑方法，提出合理的建议。

4. 灭蟑方法的实施与作业记录

灭蟑方法选定之后，就要合理安排灭蟑作业时间。在对商业楼、办公大楼、宾馆酒店、餐饮业以及文娱场所进行灭蟑作业前，一定要与客户主动沟通，在不影响正常工作、营业的前提下，确定灭蟑作业时间。应事先通知客户提前做好配合工作，告知其灭蟑后的注意事项。

每次灭蟑作业完成后，要认真填写服务记录表。

第六节　蟑螂防制效果评估方法

灭蟑效果直接反映灭蟑施工方案和施工质量的好坏，一般采用蟑螂密度下降率来表示。蟑螂密度下降率分为绝对密度下降率和相对密度下降率。密度下降必须要考虑以下几个因素，并做具体分析。

蟑螂密度变化受到种群自身繁殖力、季节变化、孳生环境条件、监测方法、人为干预等诸多因素的影响。首先蟑螂密度与侵入种群的自身繁殖力密切相关，如德国小蠊一生可产卵荚4~8个，每个卵荚含卵粒37~44粒，生活史短，一年可繁殖5~6代，理论上测算，德国小蠊的繁殖力每年达1049万只。而美洲大蠊虽然产卵荚数比德国小蠊多，但卵荚含卵粒数少，且生活周期长，繁殖力则远远不如德国小蠊。其次蟑螂密度的变化受气温条件影响很大，同一种蟑螂在南方地区和北方地区的发生活动和繁殖情况明显不一样。再次就是蟑螂密度受到孳生环境条件的影响，孳生场所食物不足，种群密度过大，则会导致蟑螂因食物短缺死亡或大量向外迁移，密度也随之下降。

 灭蟑效果评估的作用

在灭蟑过程中，相当一部分从业人员仅凭肉眼观察来评价灭蟑效果的好坏，这是不专业的表现。凡是做任何灭蟑工程，必须要建立一套较为科学的考核评价办法，对自身灭蟑效果进行客观评价。通过比较杀灭前后密度下降率，既反映了通过施工后的效果，以及客户在灭蟑过程中对蟑迹的清理和死角卫生清扫情况，又对选用的卫生杀虫剂药效作出了比较，为合理选择用药提供了依据。

二 灭蟑效果评估方法

灭蟑效果评价的基础和关键，就是选择具有代表性、可操作性的调查点。代表性是指所选择的调查点能够充分反映该场所的实际蟑螂密度水平，可操作性就是指选择的调查点数量不会因工作量太大而无法完成，又能保证符合代表性的要求。开展灭前蟑螂密度调查，可采用粘捕法、目测法或药激法进行，每个标准间（15 m²）的调查点不少于 4 个。采用粘捕法在每个标准间（15 m²）的布放不少于 2 张粘蟑纸。蟑螂密度调查点应选择蟑螂经常出没和栖息场所与部位，以及各类缝隙与孔洞，并做好标注与记录。

（一）灭蟑前调查

实施杀灭作业前，已经对该项目进行了侵害调查。在侵害调查选点的基础上，确定合适的调查点后，即可开展灭前蟑螂密度调查。灭前调查和灭后调查的关键是要定点、定方法、定人，才能保证调查结果的一致性和准确性。至于选择何种调查方法，要根据客户要求和现场具体条件而定，一般以粘捕法最客观，最能排除人为干预因素。采用目测法调查，能反映客户对卫生死角清理和灭蟑后的蟑迹清扫情况。采用目测法或药激法白天晚上均可以进行。选择粘捕法则要求在晚上 18 时布放粘蟑纸，次日早晨 8 时收回。无论选择何种调查方法，都需要固定时间段进行调查。有条件的话，可以预设环境条件相一致的对照区，对照区在杀灭前后均不使用任何药物，了解环境因素对蟑螂繁殖的影响，用来修正杀灭效果。

（二）灭蟑后调查

实施杀灭作业后蟑螂密度调查，要遵循与灭蟑前调查完全一致的原则，在选择固定的调查点、定人、同一时间段、用同样的方法对杀灭区和对照区进行调查。确保灭前灭后调查结果的一致性和可比性，使杀灭结果得到真实反映。

（三）结果统计分析

将灭前和灭后以及对照区两次的调查结果统计后，分别计算绝对密度下降率和相对密度下降率。

$$绝对密度下降率（\%）=\frac{杀灭前密度-杀灭后密度}{杀灭前密度}\times100\%$$

$$相对密度指数（RPI）=\frac{对照区杀灭前平均密度值\times杀灭区杀灭后某天密度值}{对照区杀灭后某天密度值\times杀灭区杀灭前平均密度值}$$

$$相对密度下降率（\%）=1-RPI\times100\%$$

采用相对密度下降率来评价杀灭效果，相对客观合理，一方面考核了灭蟑效果，另一方面也对杀虫剂的药效进行了考核评价，为制定和修正下一步的防制措施提供了科学依据。一般较公认的评价标准是，一次性施药作业完成后，相对密度下降率大于70%以上，则效果显著；相对密度下降率低于50%时，则效果不明显。

第七节 操作技能训练

一 滞留喷洒（药物配制）灭蟑螂

（一）用品准备

器械：背负式压力喷雾器或背负式电动喷雾器，塑料或不锈钢材质均可。

药品：氨基甲酸酯类或拟除虫菊酯类适用滞留喷洒的剂型，如可湿性粉剂、悬浮剂、微胶囊剂等。

用品：长袖工作服、帽子、口罩、胶手套、量筒、量杯、手电筒、作业记录表。

（二）操作步骤

1. 穿戴防护用品

穿长袖工作服，戴口罩、帽子，戴乳胶或橡胶手套，穿工作鞋。

2. 检查喷具

首先要检查各连接部位是否紧固和密封，垫圈皮碗是否完好无损。如果是新机，要按照说明书指引正确组装，保证连接部位的紧固和密闭性。装打气筒时，要先将密封的皮碗浸油润滑（旧机也要注意涂抹润滑油），再插入试打气检查密封性。

加入少量清水，打气到一定压力进行试喷，检查各连接处有无漏气漏水，然后检查旋转喷头喷出的雾粒是否成扇形和直线两种形态。一切正常方可使用。

3. 药物配制

首先要确定药物浓度，根据说明书的稀释比例进行配比，不得随便加大试药浓度。常用于灭蟑滞留喷洒的浓度：2.5%的溴氰菊酯可湿性粉剂或5%的顺式氯氰菊酯可湿性粉剂稀释80~100倍；20%残杀威乳油稀释20~40倍。具体配制方法如下：

如该药稀释倍数已经确定，依据下列公式计算加水量。

$$X = \left(\frac{A}{B}\right) - 1 \quad (X \leq 100) \quad \text{或} \quad X = \frac{A}{B} \quad (X \geq 100)$$

式中：X——1份杀虫剂（市售商品药）应加水的份数；

A——杀虫剂（市售商品药）的浓度；

B——需要配制药液的浓度。

例如：用50%的乳油剂配制成0.5%的药液，即加水量为$\frac{50}{0.5}-1=99$（份）。量取1份乳油加99份水。

若稀释浓度确定后，采用下列计算公式得出实际所需药物量（市售商品药）。

$$X=\frac{A\times B}{C}$$

式中：X——杀虫剂需用量；

$\quad\quad\quad A$——要配制的药液浓度；

$\quad\quad\quad B$——要配制的药液量；

$\quad\quad\quad C$——杀虫剂的浓度。

例如：用5%的可湿性粉剂配制成0.05%的药液10 L，则需要加可湿性粉剂为100 g。

$$X=\frac{0.05\times 10}{5}=0.1\ kg\ （100\ g）$$

根据现场初步估算喷洒范围面积大小，决定需配制多少药、算出需要加药量。配制药液按照3次稀释法进行。第1次，先在配药桶或喷雾器桶内加约1/3的水，把称量好的杀虫剂倒入，搅拌均匀；第2次再加1/3的水，再搅拌混匀；第3次再加水搅拌，直到要配制的药液量。

4. 滞留喷洒操作

（1）喷药作业开始前，要关闭门、窗、风扇和排气扇，打开抽屉和柜桶，取出里面的储物置于食品推车内或移至餐厅的前厅台面上，用餐桌布盖好。

（2）喷药开始时，先要打好保护圈。先在入门处、门框四周、墙体四面1.5～1.8 m高度，喷洒一圈20～50 cm的屏障带，以便蟑螂在逃逸时接触药液中毒死亡。

（3）按照由外向内、从上向下的顺序依次进行。喷药的重点是蟑螂经常出没的表面和栖息的地方。蟑螂出没的表面喷洒量采用扇形喷雾，根据材质不同一般为35～50 mL/m^2。

（4）缝隙孔洞喷洒。应把喷头换成线状，对准缝隙自下往上、间隔30～50 cm呈点线状喷洒，喷洒量不超过45 mL/m^2，使药液不流到地面为宜，这样药效可持续45～60天。

（三）注意事项

（1）将作业时间提前通知客户，请客户给予配合。蟑螂是典型爬行类夜出性害虫。选择喷药的时间很重要，一般选择晚餐后或餐饮店休市后进行。

（2）在休市熄灯半小时后，蟑螂全部出来觅食时进行喷杀，灭蟑效果更好。

（3）喷洒作业完成后，要将喷雾器用清水冲洗干净，清洗喷具最好在卫生间进行。

（4）收拾好药品物品，使用完的空瓶带回集中处理。

（5）做好个人防护用品的脱除，用洗涤液将双手清洗干净。

（6）填写好作业记录单。做好作业时间、地点、用药量、施药方式、作业面积、施工人员等信息记录，向客户交代有关安全注意事项，将作业记录单交由对方签字确认。

二 蟑螂侵害调查

（一）用品准备

手电筒、红绸布（纸）、记录表、笔。

（二）操作步骤

（1）选择调查场所与调查固定点。调查前要选择蟑螂栖息活动的场所与部位。

（2）晚上（20：00~24：00），用红绸布（纸）蒙在手电筒上，寻找蟑螂。

（3）每次观察 15 min，每隔 1 h 观察 1 次，连续 3 次。记录每次发现的蟑螂数。

（4）计算蟑螂密度。用发现的蟑螂总数除以观察次数，密度单位为"只/15 min"。

（三）注意事项

（1）要在晚上熄灯条件下进行。

（2）观察时间均为 15 min。

（3）蟑螂数包括成虫和若虫。

思考题

1. 蟑螂的直接危害和间接危害有哪些？

2. 蟑螂的形态特征共性是什么？

3. 蟑螂的生活史与习性有哪些？

4. 美洲大蠊和德国小蠊的形态特征和生活习性有哪些？

5. 怎样区分蟑螂的成虫与若虫以及成虫的雌雄性别？

6. 简述蟑螂侵害调查的 3 种方法。

7. 物理灭蟑方法有哪些？

8. 简述滞留喷洒灭蟑的技术要点和注意事项。

9. 怎样开展毒饵（胶饵）灭蟑工作？

10. 怎样对灭蟑效果进行评价？

第六章　蝇类防制

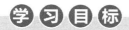

1. 认识蝇类的危害。
2. 了解成蝇的形态特征与习性。
3. 掌握常见蝇类的形态特征与习性。
4. 掌握蝇类侵害调查方法。
5. 掌握蝇类防制措施。
6. 了解蝇类防制效果评价方法。
7. 掌握蝇类孳生地调查和常量喷雾的操作技能。

蝇类属于双翅目环裂亚目昆虫，世界上有60多科。真正能影响人类健康和经济发展的种类实际只占地球上存在的蝇类的极小一部分。与人类健康密切相关的主要为住宅区蝇类中的厕蝇科、蝇科、丽蝇科、麻蝇科和花蝇科。本章所述的一些蝇类知识与防制技能主要是针对这几个科的种类。

第一节　蝇类的危害

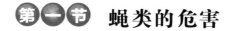

蝇类对人类的危害可分为直接危害和间接危害两种。

一　直接危害

1. 吸血

吸血蝇主要对家畜产生危害，吸血骚扰可使产肉、产奶量下降，也会在家畜之间传播疾病，给畜牧业带来损失。吸血蝇偶尔也会在畜牧养殖地区袭扰人类。如螫蝇在海滨浴场侵袭游泳人群，有时螫蝇在湖滨、河滩也发生类似情况，造成受害者失血，伤口处如不及时处理可导致感染。

2. 骚扰

蝇类通常在日间活动，其每天活动时间要比绝大多数人活动要早。当人们在休息或睡觉时，入室蝇类在脸上飞来飞去，或在手上爬来爬去，使人不得安宁，影响人类的睡眠，严重时可导致人类处于亚健康状态。

3. 引起蝇蛆病

蝇类幼虫通过伤口侵入人或动物体活体组织或腔道导致组织受损，被寄生处会感觉难以忍受的疼痛。这种蝇蛆病也算作直接危害之一，尤其对畜牧业危害很大。按寄生的不同种类、不同部位、不同程度可区分各类蝇蛆病。世界上热带地区每年都会发生媒介蝇类寄生于人而引起蝇蛆病的事件。

二 间接危害

蝇类对人类（动物）的危害更体现在间接危害方面。间接危害是蝇类将病原微生物从一个患者（人或动物）通过携带或吸血的方式传给另外的健康者（人或动物），使后者患病。间接传播有机械性传播和生物性传播两种方式。

（一）机械性传播疾病

机械性传播是蝇类传播疾病的主要方式。成蝇喜在人或畜的粪、尿、痰、呕吐物、动物尸体以及腐烂的有机物中爬行觅食，其体表多毛、足部爪垫能分泌黏液，十分容易将活动场所的肮脏物粘在身上。它们觅食时，足部附着大量的病原体，当在人们的食物、餐饮具上停留时，就会把携带的病原微生物留在人类的食物或餐具上。人类食用这些食物或使用这些餐具时，就会把病原微生物吞入体内而染病。蝇类停留时有搓足和刷身的习惯，而且边吃、边吐、边拉，因此成为人类疾病病原体的主要机械性传播者。

蝇类传播的疾病主要是肠道传染病，如痢疾、伤寒、霍乱和蠕虫病等，还能传播沙眼、肺结核、脊髓灰质炎等。目前已证实住区性蝇类能携带细菌 100 多种、原虫约 30 种、病毒 20 种。

（二）生物性传播疾病

病原体在媒介生物（昆虫）体内要经过一段时期的发育（如疟原虫）或增殖（如登革热病毒）才具有感染力。当昆虫叮咬人时，昆虫体内具有感染力的病原体转移到健康人体内而使之患病。昆虫可作为病原体的宿主，往往是病原体生活史中不可缺少的一环。许多人类寄生虫的幼体在昆虫体内发育，成体寄生于人或其他动物体内。

能发生生物性传播疾病的蝇类不多，主要是吸血性蝇类，其中最主要的是舌蝇属（又名采采蝇）。此属可传播锥虫病。人被感染后，该类锥虫侵害神经系统，患者会持续处于睡眠状态不醒，严重者会死亡，故又称为睡眠病。已知该类疾病流行及媒介舌蝇仅分布于非洲撒哈拉沙漠以南，即非洲北纬 15 度和南纬 29 度之间的广大地区。该类疾病在世界其他地区还没有发生流行。但随着人类到非洲的活动增加，很多国家都发现过入境患者，我国亦有从非洲入境的患者记录。

（三）经济危害

有人活动的地方就有苍蝇，苍蝇的多少反映了一个区域环境质量的好坏。较高的蝇类密度直接影响着旅游业和餐饮业的发展。在大力改善居住环境、提高生活质量的今天，人类居住区的蝇类及其密度成了重要的卫生环境评价指标之一，其防制工作越来越受到广泛重视。媒介蝇类引起的疾病又导致了医疗资源被占用，产生治疗方面的经济支出。

第二节　成蝇形态特征与蝇类的习性

一　分类地位

媒介蝇类在昆虫系统分类上隶属于双翅目、环裂亚目、有缝组真蝇派的无瓣类和有瓣类。

二　形态特征

1. 头部

蝇类的头部一般呈球形或半球形。头的前方两侧为一对大而明显的复眼。复眼间上方的三个单眼形成三角形。触角有 3 节，通常第 3 节最长，静止时折放于头前面的额囊凹陷内。第 3 节基半部有一根硬毛（触角芒），该毛上若再生多毛，即成羽状或毛刷状。两复眼之间、触角基部以上至头顶为额，触角基部以下两侧为颜，两复眼下缘的两外侧为颊部；两颊中间为口器窝。休息或死亡后，口器折叠后藏在口器窝内。蝇类头部结构见图 6.1。

口器又称为喙，由于食性的不同，口器有刺吸式和舐吸式两类。前者为吸血蝇类所具有，后者为不吸血蝇类所具有。具刺吸式口器的蝇，其口器的中喙较细长而坚硬，唇瓣小，喙齿发达，适宜刺破皮肤吸血。具舐吸式口器的蝇，其口器的中喙较粗，唇瓣大，假气管发达，而喙齿大多不发达或退化，适宜舐吸食物。

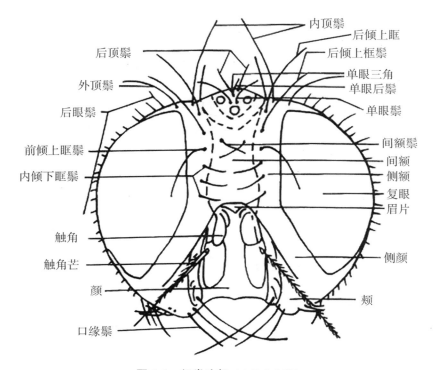

图 6.1 蝇类头部（自曾晓芃等）

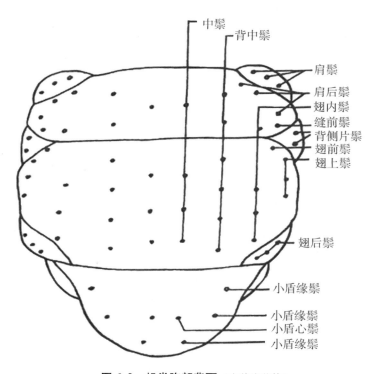

图 6.2 蝇类胸部背面（自曾晓芃等）

2. 胸部

蝇类的胸部分前胸、中胸、后胸。前胸从背面几乎不可见，但侧面显著。后胸不发达，从背面仅可见隐于中胸小盾片下方的后小盾片，但侧面显著。中胸最发达，从背面看占据胸部的绝大部分。中胸背板又分盾片、小盾片。盾片被一盾沟分隔为前盾片和后盾片，后盾片后面为小盾片，两者被一条小盾沟分开。不同种类盾片和小盾片上的鬃毛排列整齐，位置和数量固定。从胸部的侧面可见前胸背板、背侧片、中侧片、翅侧片、腹侧片、下侧片和后胸侧板。在前胸侧板和中侧片之间有前气门。在下侧片的上后方有后气门。翅侧片的上方为翅基，这是着生翅的部分。后胸侧板的上方着生平衡棒。

成蝇有前翅一对，膜质，着生于中胸背板两侧，翅与胸部骨片连接处有发达的腋瓣，以白色的为多，也有烟色、褐色、黄褐色的。翅面上有纵横相接的翅脉，是分类常用的性状（如图6.3）。后翅演化成平衡棒，通常为黄褐色至深褐色。

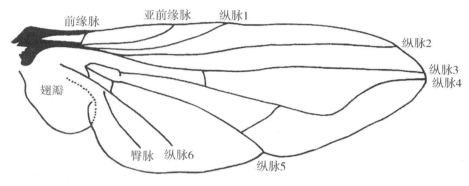

图 6.3　丽蝇前翅（自曾晓芃等）

蝇的前胸、中胸和后胸各着生1对足，分别称为前足、中足和后足。各足自基部至端部依次为基节、转节、股节、胫节、跗节和前跗节。跗节分5个亚节，其中以第一分跗节最长。前跗节具1对爪，每个爪下方通常有爪垫，两个爪之间有刚毛状的爪间突或爪间垫。爪垫发达，密布粘毛，适于在光滑面上爬行，同时也容易携带病原体。足上的鬃、毛、栉、齿、刺等常于分类学上被应用。

3. 腹部

蝇类的腹部由11节组成，节与节之间以节间膜相连。最末几节演化形成载肛节。不包括载肛节在内，雄蝇由9节构成，雌蝇由8节构成。各腹节由宽大的背板和狭小的腹板构成，背板侧缘和腹板侧缘之间以膜质相连，称为腹面膜。通常第1腹节至第7腹节之间各具1对气门。在雄蝇中，第5腹板常被用作分类特征之一，一般由前方的基部和后方的侧叶构成，其形状在不同的类群并不相同。

4. 雌性和雄性的区别

很多种类雌蝇两复眼距离较宽，雄蝇距离较窄或相接。雄性腹部末端有圆润末节塞盖（雄性尾器着生外露部分），雌性腹部末端呈孔状（雌性尾器缩入体内）。

三 生活习性

（一）生活史

昆虫的生活史是指雌性昆虫产下的卵，经过孵化、生长、交配后产卵所经历的时间。昆虫在个体发育过程中都要经历卵、幼虫和成虫的不同阶段。幼虫和成虫形态上差异不大，仅仅是翅的有无和性器官是否成熟为明显的差异，这种发育方式称为不完全变态类（外生翅类）昆虫。有的昆虫个体发育过程中，幼虫的外部形态与成虫不相似，经过一个蛹期之后才发育成外部形态与幼虫完全不一样的成虫，称为完全变态类（内生翅类）。蝇类是完全变态昆虫，它的生活史可分为卵、幼虫、蛹、成虫几个时期。下面以家蝇为例予以说明。

1. 卵

家蝇的卵为乳白色或淡褐色，香蕉形，长约 1 mm，在壳背面有两条嵴，嵴间的膜最薄，卵孵化时壳在此处裂开，幼虫钻出。家蝇卵的发育最低有效温度为 8~10 ℃。卵需要高湿条件，相对湿度低于 90% 时则死亡率高。自卵产出至幼虫孵化所需时间为卵期，卵期的长短和温度有关：35 ℃ 时孵化时间最短，仅需 6~8 h；15~40 ℃ 均能孵化；在 40~42 ℃ 的温度条件下时间过长会导致卵死亡；低于 8 ℃ 及高于 42 ℃ 时，卵死亡。家蝇的卵壳对于各种化合物比幼虫的表皮具有更大的抵抗力，极不易渗透，加上卵孵化的时间短，且卵对杀虫剂敏感，所以不必着意于灭卵。

2. 幼虫

与媒介病相关的蝇科、丽蝇科和麻蝇科的幼虫基本都属于家蝇型幼虫，即体呈柱形，前端（头部端）较细，后端较粗壮。幼虫有 3 个龄期。幼虫通常为细锥状，呈透明乳白色，后变为乳黄色，暴露后可活动，前端通常较后端细。家蝇一龄幼虫体长 1~3 mm，仅见后气门（位于第 8 腹板后截面中央）；二龄幼虫体长为 3~5 mm，有可见的前气门，后气门 2 裂；三龄幼虫体长 5~13 mm，有前气门，后气门 3 裂。幼虫的体色随着龄期的增加，逐渐由透明乳白色变为乳黄色，直至成熟。自卵孵化出来至化蛹所需时间为幼虫期。幼虫期是蝇类的生长时期，幼虫需要大量的营养物质。家蝇幼虫食性复杂，许多发酵和腐败的有机物都可以作为它的食物，微生物也是幼虫营养必需的蛋白质和维生素的重要来源。有机物丰富的环境既孳生大量的微生物又有丰富的有机质，所以最适合蝇类大量孳生。因为蝇类能产生抗菌肽，可以抵抗各类微生物，所以蝇类在如此肮脏的环境下生存不会生病。

幼虫期的时间长短与幼虫的生活环境因子密切相关，如食物、温度、湿度、光照等。幼虫的最低发育温度约为 7~8 ℃，最高发育温度约 42 ℃；最适宜的发育温度约为 35 ℃。幼虫一般群集潜伏于孳生物表层下 2~12 cm 处。三龄幼虫发育成熟后即停止进食，进入前蛹期，此时它喜欢较低温度（15~20 ℃）和低湿的地方。预蛹常常离开孳生场所进入相对湿润而且通气的环境中，如钻到附近疏松的泥土或其他相对松软的基质中去化蛹。如果附近没有合适的能钻入的基质，家蝇的幼虫也可以在覆盖有少量基质（如豆饼渣、干酒糟等）的水泥地面甚至裸露的角落里化蛹。在蝇类生活史中，幼虫期最为集中，亦易暴露，幼虫期是整个发育阶段中最有利于防制的时期。

3. 蛹

家蝇的蛹为围蛹，呈筒状，不活动。蛹壳为第三龄幼虫的表皮，即老龄幼虫蜕皮后并不钻出，而是收缩变成蛹。蛹壳的颜色随着发育而由淡变深，最后变成栗褐色。蛹期所需时间与温度、湿度有密切关系，家蝇在 35~40 ℃ 和相对湿度 90% 时蛹期最短，仅需 3~4 天。相比幼虫，蛹能忍受较低的湿度，但相对湿度低于 75% 时蛹成活率降低，低于 40% 则很少存活。致死温度与幼虫相同，约为 45 ℃，低于 12 ℃ 时，则停止发育。

在恒温（28 ℃±1 ℃）和丰富的营养（麦麸、奶粉、酵母粉）条件下，家蝇的生活史约两周。然而，自然界中的温度、湿度和光照等影响蝇类发育的因素每天都在变化，因此，即使是平均温度为最佳的发育温度，但实际发育时间也要比实验室恒温条件发育时间长，不同的季节所需的时间差别很大。因此，不同年份和不同地方可能存在不同的发生代数。广东电白区水东镇，在当地自然条件下，家蝇从卵发育到成蝇所需时间，春季（平均气温 20.5 ℃）为 14~18 天；夏季（平均气温 28.1 ℃）为 7~9 天；秋季（平均气温 23.1 ℃）为 9~15 天；冬季（平均气温 16.4 ℃）为 23~29 天。以此推测，家蝇在当地一年可繁殖 25~30 代，因此，若有孳生条件，有效地杀灭一次（如杀死率 95%）之后，夏季仅仅一个月左右家蝇的密度就可以恢复。当然自然界家蝇种群发育过程中除受温度影响外，还受湿度、光照、风、降水量、孳生条件、营养等诸多因素的影响。

4. 成蝇

成蝇依靠爪能抓住粗糙的表面，而爪垫的腹面由数不清的密毛所覆盖，并能分泌一种黏性物质，家蝇依靠它，可以在光滑的表面（如玻璃、瓷砖）上行走，甚至具有垂直行走和倒立行走的能力。蝇类足部跗节上有特殊的味觉器官，在爬行时就可以发现食物。腹部呈灰褐色，暗色条纹不如胸部清晰。雌蝇腹部的末端是长而细的产卵管，为第 6~10 节演化而成，节与节之间有节间膜，当它伸展时，等于腹部长度；收缩时，一节套入一节，外部仅可看见末端。

（二）成蝇的生物学习性

成虫期是蝇类的繁殖时期，也是一生中最活跃的时期，习性也很复杂。大多数的蝇类成虫期需要补充营养，故需要到处寻找食物。蝇类作为病媒生物能在人与人、动物与动物、动物与人之间传播疾病，这种传播都与成蝇取食相关。从蛹中刚羽化出来的家蝇体壁很柔软，呈淡灰色，翅尚未展开，额囊尚未缩回。很快其两翅即展开，额囊缩回，表皮硬化，颜色加深，约 1.5 小时之后可以飞动。在 27 ℃左右，成蝇羽化后 2 小时之内就可以开始活动与取食。成蝇的主要生物学习性大致如下。

1. 交配、产卵、繁殖

以家蝇为例，在适宜温度下，雄性家蝇羽化后约 1 天（至少 18 h）、雌性家蝇则需 30 小时即可达到性成熟，方能交配。嗅觉、视觉均可以是雌蝇、雄蝇相互接近并进行交配的重要因素，有效的交配时间约为 1 小时，一对交配着的家蝇可以久停在一处，可以一同爬行和飞翔。家蝇通常一生中仅交配一次，但可以多次产卵。雌蝇自羽化到产第一批卵的时间（即产卵前期）的长短与温度密切相关。怀孕的雌蝇常常爬进孳生基质的小缝隙中，伸出它的产卵管（为腹部缩入内部的最后几节）插入孳生物堆（较松软）深处产卵。雌蝇的这种习性既可以使卵得到很好的保护，也有利于卵的呼吸。雌蝇每批可产卵百粒左右。实验室饲养条件下，一只雌家蝇一生能产卵 10~20 次。一生产卵量平均在 600 粒左右，最多者可超过 1000 粒。产完一次卵后，雌蝇需补充营养。在自然条件下可能受到营养的影响，通常蝇类的产卵量要低于实验室饲养的蝇。假设一只雌蝇一生产卵 5~8 次，终生产卵 400~600 粒。每次间隔时间 3~4 天，在适宜产卵的温度条件下，其成蝇的寿命大约为 30~40 天。然而，自然条件远远不如实验室条件，雌蝇产卵间隔要长于实验室条件，故通常成蝇寿命都长于 30 天。

在气候适宜、孳生物质丰富的条件下，若以到成蝇的成活率 50%（在不受干扰的情况下超出此比率）计算，一只受孕的雌性可以产生超过 200 只的后代。故家蝇的数量可能呈爆发性的突然升高。在灭蝇工作中首先要铲除媒介蝇类孳生地，否则有了合适的条件，苍蝇孳生繁殖起来数量是很惊人的。这就要求在每年春季苍蝇刚刚繁殖时，就必须着手进行防制工作，尽可能地降低苍蝇的虫口基数，才可以收到良好的防制效果。

2. 食性、取食行为和寿命

蝇类的食性非常复杂，有专门吸吮花蜜和植物汁液的；有专门刺吸动物和人类血液或者是主要舐吸动物的创口血液和眼鼻的分泌物的。而常见的家蝇、大头金蝇、丝光绿蝇、棕尾别麻蝇等都属于杂食性蝇类，可以取食各种有机物，既可食人的食物，人、动物的分泌物和排泄物，也可以取食垃圾以及植物的汁液等。然而，不同种类具有一定的偏好性，有的种类偏嗜碳水化合物类，有的偏食蛋白类，有的偏食脂肪类，但所有的蝇类都必须要获取蛋白质才能正常生存。从成蝇需要的营养成分来看，雌性家蝇仅喂水和糖或其他能吸收的碳水化合物，虽然可以生活得很好，但不能正常产卵；只有喂以鸡蛋清或其他蛋白质或必要的氨基酸，才能正常产卵和正常孵化。因此，蛋白质是蝇类的卵正常发育和成熟的必要物质，糖类可作为卵形成和发育的能量来源。

家蝇辨别所接触的东西是否可食，是依靠足与喙上的化学感受器。这些感受器对糖液很敏感，家蝇遇到喜欢的食物就伸长口器吸食，此时口器的最前端唇瓣即可起到过滤的作用，也是液体食物流入口器内的通道，液体和浆状食物，如糖水、牛奶、蜜汁等即可舐吸入。若是固体食物，如糖粒、面包屑等，蝇类则分泌出唾液，反吐在食物上（此种分泌液称为吐滴），唾液内含有消化酶，可以将固体食物水解成可吸食的液体食物。唇瓣基内还有小齿，有时成蝇可利用唇瓣上的细齿来粉碎食物中的颗粒，此时唇瓣呈切割状态。家蝇还可以通过吞食方式进食，此时唇瓣上的拟气管和细齿均不起作用，而食物直接被吞咽。家蝇的肠道很短，对食物的利用率很低，饱食之后，间隔很短时间（几分钟），即可排粪。由于它吐滴、排粪频繁，失水较多，又促使它频繁取食，因而它在人们的食物上边吃、边吐、边拉，对食物造成严重污染，机械传播疾病。如果一家餐馆或小食店或食品车间周围的环境很差，而附近就有一个病人（尤其是消化道疾病），这样家蝇在被病人污染的垃圾、污物和食品上来回取食、排泄，传播肠道传染病菌。所以对小餐厅、小饭馆、食品车间和制作、销售熟食、冷饮等直接食用品的场所，特别要加强灭蝇、防蝇措施。这也是贯彻食品安全法规定的重要内容。

影响蝇类寿命的因素有温度、湿度、食物和水等，通常雌蝇比雄蝇活得长。家蝇的寿命一般为30~60天，在实验室条件下，观察到最长的为112天。低温时，家蝇的寿命比高温时更长，在越冬条件下，家蝇生活可达半年之久。

3. 活动与栖息

蝇类是日间活动的昆虫。它白天可以不停地飞来飞去，觅食、求偶或到处爬行，夜间通常静止栖息。但在有光的环境下，蝇类夜间也可以活动，夜间有光活动主要发生于室内，野外观察很少发生，即使月光充分或路灯下也很少见到蝇类活动。家蝇是室内活动和栖息的主要种类，在不同季节里还有腐蝇（主要是厩腐蝇）、厕蝇（主要是夏厕蝇和瘤胫厕蝇）、市蝇、大头金蝇、丝光绿蝇等侵入室内。而多数金蝇属、绿蝇属、丽蝇属、伏蝇属、原伏蝇属和麻蝇属等则主要活动、栖息于户外。大头金蝇和丝光绿蝇更多是在繁殖盛期侵入室内。

在城镇随着社会经济的发展和人们居住条件的改善，一般都装有纱门、纱窗或其他防蝇设备，但如果环境条件不好，仍会有大量的苍蝇侵入室内，尤其是在门厅、楼道等处。很多的入室蝇类是跟随人的出入瞬间入内的。

家蝇成虫的活动受温度的影响很大。有实验证明，在 4~7 ℃时仅能爬行，但不能飞行；在 10~15 ℃时能爬行和起飞，但不能进食、交配、产卵；在 20 ℃以上它才比较活跃，进行一切生命活动；在 35~40 ℃时由于过热，反而静止，在阴凉的地方躲避高温；致死温度为 45 ℃以上。家蝇在温暖的季节里，白昼通常在室外或门户开放的菜市场、食品加工厂、小饭店、垃圾存放处等食物丰富的地方活动。若气温上升到 35 ℃以上，家蝇活动减少，喜欢停留比较阴凉的地方。温暖的夜晚，相当数量的家蝇栖息在室外的树枝、树叶、电线、篱笆、栏杆等处；若温度下降家蝇则侵入室内，常在天花板、电灯挂线、窗框等处栖息。低温和刮风下雨时家蝇会大量侵入室内。所以，家蝇入室的程度是有季节性的，与温度关系较密切。

4. 飞行与扩散

家蝇善于飞翔，有报告显示，一昼夜可飞行 8~18 km。但通常情况下，它主要在栖息地附近觅食，常以孳生地为中心的 100~200 m 半径的范围内活动。家蝇和其他蝇类的扩散均受气象因素（特别是风向、风速）、食物、孳生物质的气味以及种群密度等因素的影响，可以从一地迁移到另一地。如果在空旷的地方，一只正在觅食的家蝇能被气味等吸引而迁飞。食物是引起蝇类迁飞的最常见的因素。

除了蝇类的自然迁飞外，人类活动也协助蝇类长距离扩散。交通工具如火车、汽车、轮船、飞机等会携带蝇类（家蝇和大头金蝇最普遍）使之被动迁移。家蝇起源于非洲，而现在为全球分布，有人活动的地方就有家蝇，人类的迁移或运输导致其扩散。我国口岸检验检疫部门经常从进口瓜里和废纸中（含有较丰富的有机物）检出大量的蝇类，经常发现一些我国无分布的种类。这些蝇类在人类协助下，从地球的另一端来到我国，加强国境检疫非常重要。最值得注意的是每天由运输蔬菜、鲜奶、鲜蛋、家禽、鲜鱼等的车辆（包括机动、畜力、人力各种车辆）所携带的苍蝇，特别是在夏秋繁殖季节里，数量相当可观。尽管苍蝇能主动或被动迁移，无论迁移到哪里，都需要觅食、产卵，它总是会寻找适宜取食、孳生繁殖的环境，所以搞好住区保洁是减少苍蝇聚集和孳生的有力措施之一。

5. 孳生习性

蝇类孳生习性是一个很复杂的问题。它不仅涉及每种苍蝇的产卵习性和幼虫的食性等自身的因素，而且与地区季节因素相关。孳生物质是蝇类孳生的基本条件，孳生物质不完全等于蝇类幼虫的食物，它常是食物和其他物质的混合物，也是蝇类幼期（包括卵、幼虫、蛹）的一个栖息环境。孳生物质存在的场所被称为孳生场所。人们根据不同蝇类幼虫的孳生场所，通常把蝇类孳生物质分为以下几大类。

（1）人粪类。人粪类分厕所（坑厕、茅厕）、人粪坑、人粪堆肥（粪尿场）、地表人粪块、绿化施肥（花盆、花坛）等型。主要孳生的蝇类有大头金蝇、棕尾别麻蝇、黑尾麻蝇、红头绿蝇、市蝇、厩腐蝇和夏厕蝇等。这种环境下孳生的蝇类比较容易处理，只要管理好人粪，就可以大大降低该环境下孳生的蝇类密度。

（2）畜粪类。畜粪类分厩舍、粪堆、粪池、粪场、单个粪块等型。主要孳生的蝇类是家蝇、市蝇、厩螫蝇和黑尾麻蝇等。畜粪类孳生的蝇类在城镇中较容易处理，但在乡村由于养殖分散以及野生动物的活动，处理相对困难。

（3）腐败动物质类。腐败动物质类分动物尸体、贝类、甲壳类、腐肉类等。主要孳生的蝇类有丝光绿蝇、铜绿蝇、巨尾阿丽蝇、伏蝇。控制这种环境下孳生的蝇类，主要是及时处理动物尸体。

（4）腐败植物质类。腐败植物质类指腐败的蔬菜、瓜、果、禽畜饲料酱及酱制品、腌菜缸等型。主要孳生的蝇类有厩腐蝇、元厕蝇、夏厕蝇等。这类环境下孳生很多种类的蝇类，以上讲的几种环境易孳生的种类均可在此环境下生活。

（5）垃圾类。垃圾类分垃圾箱（桶）、垃圾甬道、垃圾暂存点、填埋场，还有混合堆肥、沼气池的进料口、暗沟和明沟的淤泥、泔水缸等型。主要孳生的蝇类有家蝇、市蝇、元厕蝇和黑尾麻蝇等。这种环境有蛋白类、脂类和糖类垃圾的混合，大多数居住区的蝇类都可以生存。有人做过调查，一个普通的垃圾桶，如果处理不善，每周可生存 2 万条蛆。

不同蝇类在不同孳生物质中的孳生情况也不同。家蝇的幼虫偏好畜粪类和腐败植物质类禽物，但能在上述其他类型孳生物质中孳生并完成繁殖。同一孳生物质中，孳生物质的状态（如数量、新鲜程度、干湿度、含水量、温度高低、储存状态及存放场所的环境条件等）不同，蝇类的孳生情况也不同。如新鲜的猪粪含水量在70%左右，最适合家蝇幼虫孳生；含水量过高或过低都能影响它的孳生。市蝇喜欢在地表人粪块和畜粪中孳生；大头金蝇的主要孳生物质是人粪和腐败的动物组织；丝光绿蝇和铜绿蝇则以腐败动物组织如废骨堆等为主；麻蝇科的常见种类如黑尾麻蝇和棕尾别麻蝇等都喜欢在人粪中孳生。

如何确定蝇类的孳生偏好性呢？通常采用某种蝇幼虫的孳生频度、孳生密度和孳生率作为指标，计算方法如下。

孳生频度＝某种蝇幼虫（蛹）在该类型孳生物质中发现的阳性次数；

$$孳生密度＝\frac{该孳生物质中某种蝇幼虫（蛹）个体数}{该孳生物质的量（容量或重量）}；$$

$$孳生率＝\frac{某种蝇幼虫（蛹）在该类型孳生物质中发现的阳性次数}{同一类型孳生物质的调查总数或发现蝇幼虫（蛹）的总次数}×100\%。$$

6. 成蝇活动特点

蝇类都是白天活动昆虫，因此光照对成虫的活动的影响十分明显。从凌晨天空微白开始至太阳完全落下为止，都是成虫活跃的时间。若苍蝇生活在室内，夜晚室内的灯光可以刺激其活动，但室外的路灯、灭蚊灯或月光等对其活动影响不大。

蝇类的活动、栖息场所因种类和季节等因素而异，如家蝇是室内栖息活动的主要蝇种，在不同的季节里还有腐蝇（主要是厩腐蝇）、厕蝇（主要是夏厕蝇、瘤胫厕蝇）、市蝇；而金蝇、绿蝇、丽蝇、伏蝇、原伏蝇和麻蝇主要栖息活动于户外，但大头金蝇和丝光绿蝇在它们的繁殖盛期也能侵入室内；棕尾别麻蝇也是入室的常客。室内、户外的区别并不是绝对的。成蝇的活动常因气候条件、食物、卵物的引诱或附近的孳生物质而有所变动。

蝇类的活动受温度的影响很大，通常在 10 ℃以下不活动。家蝇在 10～15 ℃时能爬动和起飞；住区性蝇类多在 20 ℃以上才比较活跃，在 30～35 ℃时最为活跃。家蝇在室外的树枝、树叶、电线、篱笆以及离地 2 m 以上的挂绳（索）等处栖息，若温度下降，则大量侵入室内，常在天花板、电灯挂线、窗框等处栖息。但丽蝇科和麻蝇科则多栖息在植物叶片、树枝或草丛中，很少在电线和挂绳上休息。

7. 季节消长

蝇类密度在一个地区一年中的变化主要是因种类、气候和环境而异。以家蝇为例，在我国广大温带地区，冬季其繁殖停止，种群密度极低。在我国北方和长江流域，基本上一年内有两个繁殖高峰期，其中一个主高峰。春季来临，随着气温逐渐上升，一般在 4 月下旬（东北地区更晚），越冬的成蝇开始活动，新的世代开始出现，种群密度开始增加，到夏季逐渐上升形成高峰。之后高温多雨季节或是旱热来临，这种条件下不利于家蝇孳生，家蝇的种群密度出现下降。高温多雨之后，秋季到来，家蝇繁殖速率猛增，达到一年的高峰。之后密度随气温的下降而逐渐降低。海南、云南和广东等地由于气温高，无冬天，故全年均可见到蝇类活动。除 12 月到翌年 3 月为低密度期外，几乎没有明显的高峰期与低峰期。

第三节　常见蝇类的特征与习性

对一个地区而言，孳生及活动于人生活区周围且种群密度高、与人及家畜健康有关的重要蝇类一般仅为 10 种左右。其中蝇科、丽蝇科和麻蝇科最重要。蝇科以家蝇最常见，丽蝇科以大头金蝇最为常见，麻蝇科以棕尾别麻蝇最常见，这 3 种也是媒介蝇类中最重要的蝇种组成。

一　蝇科

蝇科成虫体中型到大型，多为灰色、灰黑色，体表被鬃和毛。头部大，复眼发达，触角 3 节为芒羽状，胸部常具 4 条黑纵条或 2 条黑宽条，少数种类为黑色或蓝色，具有金属光泽，下侧片无毛或仅具若干散生小毛（蝇科鉴定最可靠特征）。

家蝇（如图6.4）为蝇科的常见种类。

1. 成虫

体型中等，成蝇体长约6~7 mm，灰褐色。复眼无毛，每个复眼由大约4000个小眼构成。口器舐吸式，前端有很大的口盘，由一对唇瓣组成，能很方便地吸吮浆液等。中胸盾片有4条黑色纵条，前胸侧板中央凹陷处有小毛，腋瓣上肋前、后均无刚毛簇，下侧片在后气门前下方无刚毛。翅第4纵脉末端向前急剧弯曲成折角，其梢端与第3脉梢端靠近，见图6.4。腹部呈橙黄色，在基部两侧尤其明显，腹部背面正中有黑色纵条。该种是我国住区蝇类中主要的蝇种之一，也是进入室内最常见的蝇种，与人类的关系最为密切。

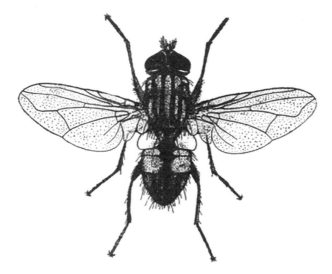

图6.4　家蝇（自范自德）

2. 幼虫

老熟三龄幼虫体长10~14 mm，口孔位于头部下方的裂缝内，口后为3个胸节，之后腹节10节，明显可分的有8节，第9节为肛区，第10节为肛板。每个腹节后部两侧有小的侧板。前气门有5~7个孔突。后气门较大，后气门裂蛇形波曲（图6.5）；第8腹节无背沟，也无明显的锥形的后突起。肛板短而窄，后表面无小锥突、小毛或小棘突。

3. 食性

成蝇为杂食性蝇类，其食性范围很广，包括温血动物的排泄物、分泌物、动物腐烂组织、人的食物、厨余垃圾以及植物的汁液等。它将从人粪、畜粪、垃圾、尸体、脓血、痰液等污染物场所带来或它吞入的病原微生物通过体表携带、吐滴带菌和蝇粪带菌的方式机械性地传播给健康的人或牲畜，并可以在人和畜之间传播人畜共患病。已知家蝇所携带的病毒、细菌、原生动物、立克次氏体、衣原体等微生物达200多种，已证实家蝇可以传播霍乱、痢疾、伤寒、副伤寒、沙门氏菌症、大肠杆菌有毒株等肠道传染病，炭疽、气体坏疽等创伤性传染病、结核、麻风等皮肤及呼吸道传染病，脊髓灰质炎、天花、肝炎等病毒传染病，以及沙眼病。

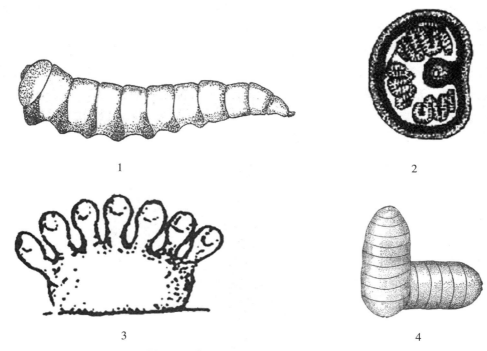

1   2

3   4

图 6.5   家蝇三龄幼虫和蛹（自牟广思）
1. 幼虫   2. 后气门   3. 前气门   4. 蛹

水对家蝇的生存影响较大，家蝇要经常喝水，任何液体和潮湿的表面都能引诱家蝇。

4. 活动与栖息

若气温上升到 30 ℃以上，家蝇成虫喜停留在较阴凉地方，而在秋凉季节，特别是刮风下雨时则大量侵入室内，在郊区和农村常集中于厕舍、家畜、粪肥堆的周围。家蝇一般是在白昼或人工光照下活动，夜间则栖息在白天活动场所。天气晴暖情况下，相当数量的家蝇栖息在室外的树枝、电线、篱笆，以及离地 2 m 以上的挂绳（索）等处；若温度下降，则大量侵入室内，常在天花板、电灯挂线、窗框等处栖息。

5. 扩散

家蝇主要在栖息地附近觅食，常以孳生地为中心的 100～200 m 半径的范围内活动。扩散试验显示，家蝇一般活动范围为 1~2 km。蝇类的扩散受气象因素（特别是风向、风速）、孳生物质的气味以及种群密度等因素的影响，可以从一地迁移到另一个栖息地。

二 丽蝇科

成蝇外表多数呈青、绿、蓝、褐色，具有金属光泽，少数种类底色黑，覆淡色粉被。触角芒呈羽毛状，第二节的触角上有明显的凹陷位。

大头金蝇（如图 6.6）为丽蝇科的常见种类。

1. 成虫

中型至大型种，体长 8~11 mm，青绿色或蓝色，具有金属光泽。胸背部有很薄的淡色粉被。颊橙黄色（该种最明显的特征），腋瓣为棕色。复眼深红色，雌性复眼分离，小眼面均匀；雄性复眼在头顶几乎相接，上部 2/3 的小眼面很大，下部 1/3 的小眼面很小，二者界限明显，见图 6.6。

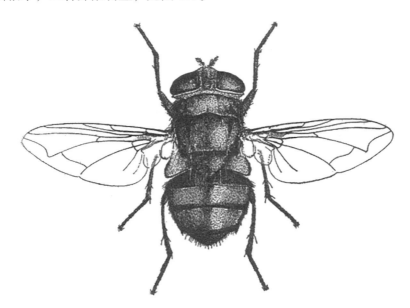

图 6.6　大头金蝇（自范自德）

2. 幼虫

老熟的三龄幼虫体长 14~16 mm，黄白色；胸、腹各节的棘有 1~3 个钝尖，除后缘棘环的棘呈现小列状排列外，各节前缘棘环的棘均不成列；自第 6 腹节以前各节的前缘棘环均为完整的环，第 2 至第 7 腹节均有后缘棘环，并以第 6、7 节最为完整。第 2 胸节前棘环的背中部有棘 4~6 排，棘环的宽度占节长的 1/4；侧板上有棘 10 余个；第 7 腹板后缘棘环的背中部有棘 4~6 排，其近前方的 2~3 排棘呈单尖状，每列 2~6 个棘不等；第 8 腹板背部大部分光滑，仅在其前缘及两背突间处有极细小的微疣突。后气门区见图 6.7。

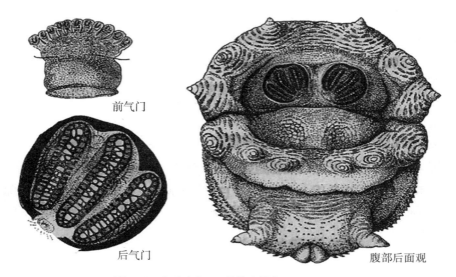

前气门

后气门

腹部后面观

图 6.7　大头金蝇 三龄幼虫特征（自范自德）

3. 食性

幼虫主要是粪食性兼尸食性。雌蝇产卵在新鲜人粪上或粪缸内壁，也群集于动物尸体产卵，最适宜的孳生物质是腐肉。幼虫主要的孳生物质则是稀人粪，在腐败动物质类中和垃圾类中的幼虫较之人粪中少得多是因为腐败动物质存在量少。城市郊区和广大农村的田园中人粪坑（缸）、坑厕是它的主要孳生地。成蝇食性很杂，既取食粪便和动物组织，又取食花蜜和腐烂的水果。

4. 活动

大头金蝇是喜室外性的真住区蝇种，在繁殖盛期和天气较凉的时候入室。它常饱食粪便和腐尸后停息在附近植物上，也在果园、甜芦栗上和遭蚜害等含糖高的植物上停留。当蜜源性植物开花时，大量的大头金蝇访花，取食花中的糖分。温度较高时，成蝇在阴凉地方躲避阳光；秋冬季天气凉爽时，成蝇喜欢在阳光下活动。大头金蝇是一种善飞的昆虫，平均飞行距离在 25 ℃时达最远，为 4 km，随着温度的进一步增高而逐渐缩短。当温度超过 37 ℃就不活动了，低于 12 ℃时停止飞行活动。

在珠江三角洲，大头金蝇成虫全年均可见到，是广东主要的媒介蝇类之一，种群数量比较高，全年进入诱笼的数量可占诱蝇总数的 50% 甚至更高（与诱饵的种类有关）。但在广东山区，12 月到次年 2 月进入越冬期，通常见不到大头金蝇。该种繁殖能力很强，在珠江流域繁殖期从 3 月至 11 月长达 9 个月，在广东南部（包括珠江三角洲）和海南，一年四季均可繁殖。但在广大长江中下游流域，如长沙、南京、上海等地，它的活动季节为 4、5 月至 11 月，高峰在 8 月、9 月，种群数量可以达到诱蝇总数的 50% 左右；在华北地区，如青岛、济南、保定、中牟等地，活动季节缩短为 6 月至 10 月，高峰仍为 8 月、9 月份，而种群数量则降为诱蝇总数的 10%～20%；再往北，在兰州、银川、呼和浩特、大连、哈尔滨等地（差不多也是大头金蝇在我国分布最北的一线），它的种群数量显著下降，仅占诱蝇总数的 1% 左右，活动期也大大缩短，在大连仅 8 月、9 两个月份方可见到。

5. 寿命

大头金蝇的寿命大致与家蝇的寿命相仿，雄蝇寿命比雌蝇寿命短。低温条件下比高温条件下寿命长。另外成蝇通常需要补充营养，其取食的成分对寿命也有一定的影响。

6. 分布

该种在我国分布广泛，最西最北可达西宁、兰州、呼和浩特、哈尔滨一线。它的种群数量和活动季节在南北方相差很大，越往南，它的种群密度越大；全年活动季节长；越往北，则种群密度越小，活动季节亦短。

三　麻蝇科

该科昆虫可以通过以下性状进行辨识：胸部灰色，通常具有 3 条淡黑条纹（蝇科为 4 条）；中胸下侧片具有成列的长鬃毛，腹部有淡灰和深灰格子花纹。

卵在雌性腹内孵化，一龄幼虫暂生活于母蝇体内，孕蝇在适合的环境下将幼虫产出（卵胎生）。

棕尾别麻蝇（如图 6.8）是麻蝇科的常见种类。

1. 成虫

中型至大型种，最长可达 13 mm。体色灰褐，一般较深，颊部后方 1/3～1/2 长度内为白色毛。前胸侧板中央凹陷处有不特别密的黑色纤毛，有时仅为 1～2 根，后背中鬃 5～6 根。雄性尾部末端为黑亮球状。

2. 幼虫

各龄期幼虫体型相似。三龄老熟幼虫长 17 mm，各节棘刺明显。第 2 胸节光滑无棘，第 3 胸节背部有稀疏的小棘，侧面的小棘聚积成群；第 1 至 7 各腹节密布小

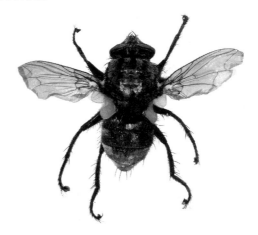

图 6.8　棕尾别麻蝇

棘，第 8 腹节背部前 2/3 布有小棘，侧面均布满小棘；前气门孔突 24～30 个，呈两排，色素管状部的长与宽略等。后气门大型，一后气门孔横径约为后气门窝横径的

1/3；气门环内突发达，腹缘细，末端不膨大；后气门间距为一后气门孔横径的 1/2。

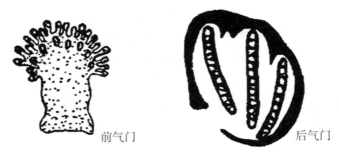

前气门   后气门

图 6.9　棕尾别麻蝇三龄幼虫（自张孟余）

3. 食性

幼虫孳生于人粪中，主要为粪食性，是厕坑中常见的孳生种类。幼虫也在腐肉上孳生。它是肠道传染病和寄生虫病媒介蝇种之一，并可引起蝇蛆病。

4. 活动

棕尾别麻蝇为室外性真住区蝇种，也常会出现在室内。喜欢出现在有动物组织、排泄物的垃圾堆上及其附近、空旷而温暖的空地、草地或生长在阳光下的灌木叶。林间荫蔽环境很少见。但在阳光过于强烈的高温条件下，会躲避在树荫或房屋下的阴凉处。成虫对动物组织（尸体）特别敏感，雌性成虫产幼虫，故该种蝇在动物组织上停留很短时间内就可能有幼虫。

5. 分布

棕尾别麻蝇在我国除新疆外均有分布。在麻蝇中，它的种群数量在南方和华北都比较高。

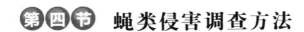

第四节　蝇类侵害调查方法

粘捕法、目测法是蝇类侵害调查最常用的方法，也是有害生物初级防制员必须掌握的方法。

一、粘捕法

粘捕法通常是室内环境条件下用来评价蝇类侵害的调查方法。可以购买制好的粘蝇纸，也可以自己制作。粘蝇纸的规格大约为 15 cm×20 cm。粘蝇胶由含诱饵物质和胶混合而成，将其配好刷在纸上即可使用。配制方法可以不同，可包含少许对蝇类有引诱作用的物质。如有少许蓖麻油、阿拉伯胶、水配制的粘蝇胶；少许蓖麻油加热混配松香制成的粘蝇胶等。将粘蝇纸放置在对人的活动影响不大的室内位置。根据室内面积和估测的蝇类数量决定放置粘蝇纸的数量。新制作的粘蝇纸效果较制好后放置相对时间很长的粘蝇纸好。调查结果填入表 6.1。

表 6.1　蝇类侵害调查表（粘捕法）

_____年_____月_____日

_____省_____市_____区（县）_____街道（乡）

温度_____℃，湿度_____%，风速_____m/s，气候_____，监测时间_____

监测地点	编号	捕获蝇总数					
		蝇科	丽蝇科	麻蝇科	其他	合计	备注

监测人：　　　　　　　　审核人：　　　　　　　　监测负责人：

二　目测法

目测法通常是白天室外的环境条件下用来评价蝇类侵害的调查方法，也可以用于室内。方法是在室外某面积较大的监测目标设置多个点，观察点通常根据环境条件设置。若整体的监测目的地环境基本一致，则采用对角线法选 5 个点进行目测。记录每个观察点目测的蝇类数量，填入表 6.2。

表 6.2　室外蝇类密度调查表（目测法）

_____年_____月_____日

_____省_____市_____区（县）_____街道（乡）

温度_____℃，湿度_____%，风速_____m/s，气候_____，监测时间_____

监测地点	编号	观测到蝇总数	备注

监测人：　　　　　　　　审核人：　　　　　　　　监测负责人：

第五节 蝇类防制措施

蝇类防制应该从蝇类的生态习性、孳生环境着手，并与社会条件联系起来。以环境治理为主的综合防制的策略，在侵害评估和环境调查的基础上，防制应采取以有效处理蝇类孳生地的环境治理为主的综合防制措施，在病媒生物预防控制规范的指导下，把蝇类的密度控制在不足为害的水平。

一 环境防制

环境治理是清除或控制蝇类的治本措施，主要包括卫生基础设施的建设、环境卫生的管理和不良卫生习惯的消除。

（一）卫生基础设施的建设

人类生活和生产过程中必然产生粪便、垃圾和废弃有机物。需尽量减少这些有机物在自然环境中的暴露并及时进行清除。控制蝇类孳生，因此必须建设完善的卫生基础设施。卫生基础设施建设主要包括垃圾收集处理场所、厕所等建设。

1. 垃圾收运处理设施

垃圾收运处理：必须具备完善的收集、转运、处理场所，才能保证垃圾日产日清，及时进行无害化处理。垃圾转运站场地必须硬化，具备上、下水设施，及时转运，日产日清，避免污染周围环境，将垃圾废弃物对环境的危害降低至最低水平。

生物发酵：应用土石泥建设一定容积的可密闭的小室，在城市已经推广的垃圾分类的基础上，对垃圾初步分拣后，将垃圾和粪便混合堆满小室后密闭，经过发酵产生热量（温度高于 50 ℃）以杀死蝇蛆和卵。经 25 天左右垃圾和粪便可腐熟，成为很好的有机肥料。

2. 粪便处理设施

粪便也是城镇蝇类赖以生存的孳生物之一。对于城镇中的水冲式厕所（公厕）、化粪池，只要管理得当，就已基本解决了人粪尿孳生蝇类的问题。对于乡镇和农村大量存在而目前又不可能改建成水冲的厕所，要加盖、搭棚，并安装排气设备，使粪肥达到无害化程度。在蝇类繁殖盛期，3~4 天即应清一次，在整个清运过程中应防止泄漏。

（1）人粪处理。水冲厕所要有专人管理，厕所周围地面要硬化，厕所门窗要加防蝇设施。非水冲式的干厕要进行改良。改良的原则是防止蝇类侵入或飞出、防止成熟的蝇蛆爬出粪坑化蛹、减少臭味、便于清掏粪便或与沼气池连接。化粪池是城镇的必须配套设备，一般采用砖、石、水泥修造成三格或多格贮粪池，有进、出粪口，经过发酵、腐熟，粪肥可达到无害化程度，可做肥料。

（2）畜粪处理。花盆、花坛及绿化带施肥也是蝇类孳生的场所。处理的方法是禁止使用生肥；换盆时将孳生的蝇蛆、蛹清除掉；对于能耐水浸泡的花草，将花盆置于水槽中浸泡 2～4 h，可淹死蝇蛆蛹；不耐水浸泡的花草可用适当浓度的杀虫剂水浇灌。

养殖场和小动物巢穴引起蝇类孳生。处理的方法是在动物饲养场和宠物（狗）排便后，尽快将粪便清除；定期清扫养殖场，鸡舍、鸽舍、猫窝等小动物巢穴，粪便要做到日产日清。

（二）环境卫生的管理

1. 整治排污沟、河流、湖泊、滩涂

大量的城市生活污水排入，岸边垃圾的堆放，使城市污水沟、河流、湖泊、滩涂这类环境成为蝇类重点孳生地。在政府规划、指导下，有关部门、清洁公司和群众，对河沟进行清淤、砌河岸，整治排入污水，使河沟的河水清澈畅流。城市污水沟、河流、湖泊、海岸滩涂等环境改造，不仅是控制蚊蝇孳生，而且是美化城市环境，提高城市品位，提高人民生存环境质量的重要措施。

2. 整治改造农贸市场

农贸市场是城镇蝇类密度最高的场所，农贸市场的灭蝇工作是城镇媒介控制工作的重点之一。市场中的"三鸟"（鸡鸭鹅）、鱼肉、蔬菜、海产品等的垃圾和下脚料都是蝇类的孳生物，特别是在没有硬化的场地，蝇类孳生阳性率很高。政府部门要加大市场建设投入，推行"一档一桶一蝇拍"，垃圾日产日清，日日冲洗，熟食摊档实行"三防一消毒"措施，完善家禽等摊档供排水设施等。

3. 垃圾分类袋装化集中收运

（1）居民区垃圾处理。可将居民区垃圾通道封堵，并在垃圾门内放置一个垃圾桶。居民楼实行垃圾分类袋装化，每户将垃圾袋自行提到楼下，放入分类垃圾桶内，做到每日及时清理。这样可收到很好的效果，消除了大量的蝇类孳生场所。

（2）垃圾场垃圾处理。建造垃圾处理工厂，利用焚烧的办法使垃圾达到无害化；或使用垃圾填埋、堆山的方法，控制蝇类孳生场所，同时又可美化环境。

生活垃圾是城市蝇类主要孳生地。据深圳、汕头、佛山、珠海、广州和台山1995 年的调查显示，灭蝇达标前城区单位住户垃圾蝇类孳生阳性率分别为 10.4%、17.9%、7.02%、13.9%、19.3% 和 13.7%，外环境垃圾孳生地蝇类孳生阳性率分别为 30.9%、12.6%、26.8%、27.7%、38.4% 和 49.7%。全国爱国卫生运动委员会办公室在借鉴国外先进经验的基础上，结合当地具体情况，提倡封存楼房垃圾通道，取消马路边垃圾池和垃圾桶，建设具备上下水设施的垃圾中转站，实行垃圾分类袋装化，上门收集，垃圾由中转站密闭转运到垃圾处理场（厂），目前全国很多城市已经实行垃圾分类收集。

4. 特殊行业的改造及管理

食品生产加工企业如屠宰场、酿造厂、酱料厂、面包厂等的垃圾和下脚料是蝇类良好的孳生地。必须制定严格的灭蝇、防蝇措施及环境卫生措施，将车间的地面水泥化，设污水系统，安装防蝇纱窗纱门，并设有专用密闭贮器以贮放所有下脚料和废弃物等。有条件的应促进食品生产加工企业改进生产工艺和设备、加强现代化管理，如各城市屠宰场的自动化生产、污水无害化处理，酿造业的密闭管道化生产、酒糟密闭储存转运和再利用。要加强食品卫生法执法管理，严格要求企业按照食品卫生法规定完善防蝇灭蝇措施。

（三）不良卫生习惯的消除

蝇类孳生与人类生活习惯、卫生行为有密切关系，如乱倒、乱丢、乱堆、随地大小便、垃圾没有日产日清。城镇居民在养花养宠物时，由于不了解蝇类孳生知识，使用未腐熟的人粪尿和家畜粪尿，或不及时清理宠物粪便，导致蝇类孳生。因此应利用广播、电视、宣传栏、板报等媒介广泛宣传蝇类孳生与防制知识，发动群众深入开展爱国卫生运动、清除卫生死角，改变乱丢、乱倒、乱堆、乱放的不良卫生习惯。很多城市都颁发了市容卫生管理办法，加强对不良卫生习惯的教育和处罚力度，规范广大群众卫生行为，逐步提高市民的公共卫生意识和文明程度。

二 物理防制

（一）消灭蝇蛆

灭除孳生地蝇蛆是效果很好的手段，相比成蝇灭除，灭蝇蛆的成本更低，效果更好。

（1）水淹灭蝇蛆。在粪池或粪缸内灌入冷水，水深超出表面 120～150 mm，并随时用竹竿搅拌，使浮出水面的粪吸饱水分，将蛆溺死。此法对消灭家蝇蛆效果较好，蝇蛆死亡率为 95%～100%。

（2）打捞法。在粪池或粪缸内灌入冷水可使蝇蛆因浸泡上浮，再用网将蛆捞起喂养家禽。

（3）高温封肥法。用泥封住做堆肥，使其发酵产热、产生有害气体，可将肥中的蝇蛆、蛹杀死。

（二）防制成蝇

防制成蝇包括防蝇和灭蝇。防蝇就是利用防蝇设施防止苍蝇污染食物和散布病菌，防止苍蝇获得食物和孳生场所，破坏苍蝇的生存环境。防蝇设施包括纱门、纱窗和风帘。灭蝇则需使用灭杀工具，如灭蝇拍、电击灭蝇器、粘蝇纸等。几种常见的物理防制工具如下。

（1）防蝇纱网。较小的养殖场可建防蝇纱网将动物生活区域封住，使该环境下孳生的蝇类无法向外扩散，在网内杀灭。

（2）纱门纱窗。在餐厅、食品生产销售场所安装纱门纱窗是有效防止蝇类进入、污染食物的很好措施。

（3）风幕。在餐厅、饭店、商店、食品生产场所等进门处的上方安装风幕机及辅助装置，出风口向外倾斜30度，启动风幕机后，形成一道风幕，可有效将要侵入的苍蝇驱走。一般有效风速应大于7.62 m/s，风速越大，效果越好，但风速超过11 m/s时，人通过会感到阻力。

（4）灭蝇拍。灭蝇拍特别适用于小环境杀灭个别成蝇，如家庭、食品销售店等。电击灭蝇拍是通过瞬间高压将蝇击倒，通常蝇仍可复苏，所以，电击倒成蝇后，仍应将其压死。

（5）粘捕式灭蝇器。根据成蝇趋光的习性，利用日光灯、蓝光灯或紫外线灯（波长265~365 nm）作引诱源，在灯下面放置粘蝇纸。当成蝇趋向引诱源时被粘捕，这样可达到灭蝇效果。此灭蝇器特别适合平时室内光线较弱的场所，也适合宾馆、饭店、餐厅及不适宜使用杀虫剂的场所。灭蝇器灭蝇效果取决于光源的引诱力，放置场所或位置。当有其他光源时，灭蝇效果相对较差。

（6）粘蝇纸、粘蝇绳（条、带）。该方法可以与化学方法结合使用。在纸板或纸条、带上涂布黏合剂，配合引诱剂（如红糖、三甲基胺、吲哚、家蝇信息素等），可以加入适量的化学杀虫剂，布放或悬挂在蝇类活动栖息的地方，达到灭蝇的目的。

粘捕式灭蝇器、粘蝇纸、粘蝇绳等，能有效降低室内苍蝇的密度，但很难彻底灭蝇，只能作为辅助措施。

每一项蝇类防制措施或某种新药防制效果，都必须进行效果考核。

三　化学防制

化学防制的特点是杀灭快速，可以在短时间内大量杀死防制对象。对蝇类防制，环境治理是最根本的手段，化学防制仍是一个必不可少的重要措施。尤其在特殊条件下，如大的自然灾害（洪水、地震等）之后，蝇密度上升或肠道传染病流行时，它更是杀灭成蝇、快速降低成蝇密度的主要手段。化学防制可分别针对幼虫和成虫制定不同的措施。

（一）杀灭幼虫

杀灭幼虫效果要比控制成蝇效果好，做好幼虫的控制可以起到事半功倍的效果。蝇类幼虫各期对杀虫剂敏感性差异大。一龄时对药剂很敏感，但发育期短，体小不易被发现，而三龄末期时抵抗力强，此时杀灭效果相对差。另外孳生物的形状也影响着杀虫剂的效果，用药时必须考虑到药剂能充分作用于虫体，粪污黏稠时，宜用低浓度、大剂量的杀虫剂；若粪污稀薄时，宜用高浓度、小剂量的杀虫剂；粪坑表面结有痂皮时，还需掀开后再施药，否则达不到消灭下部蝇蛆的目的。但在实际应用时往往很难做到以上各点。

化学杀虫剂应用于幼虫期，很容易诱导抗性产生，特别是同一类化学杀虫剂既用来防制幼虫又用来防制成蝇，则抗性产生更快。所以，化学杀虫剂应在应急或孳生地没办法彻底清除时才用来杀灭幼虫。

用于消灭蝇幼虫的杀虫剂的品种很多，世界卫生组织推荐的药剂有：有机磷类如敌百虫、马拉硫磷、杀螟松、倍硫磷、溴硫磷、乐果、二嗪农、皮蝇硫磷，氨基甲酸酯类有杀虫威、拟菊酯类等。利用昆虫生长调节剂来杀灭蝇蛆，有较好效果。以下介绍几个常用杀虫剂的用法。

敌百虫：0.1%～0.2%敌百虫水溶液，每平方米喷洒500～1000 mL，24 h杀死率为100%。

杀螟松：0.3%乳剂或水溶液，每平方米喷洒500～1000 mL，24 h杀死率为98%～100%。

马拉硫磷：0.2%乳剂，每平方米喷洒500～1000 mL，24 h杀死率为100%。

倍硫磷：0.1%乳剂，每平方米喷洒500～1000 mL，24 h杀死率为100%，持效7～10天。

地亚农：0.05%乳剂，每平方米喷洒500～1000 mL，24 h杀死率为100%，是很好的杀蛆剂。

敌敌畏：0.05%乳剂或水溶液，每平方米喷洒500～1000 mL，喷洒粪坑，24 h杀死率为90%～100%；对稀粪坑可用0.3%～0.5%乳剂或水溶液，每平方米500 mL。

诺毕速灭松乳剂：诺毕速灭松为杀螟松和胺菊酯的混合剂（含量：杀螟松5%，胺菊酯0.5%）。将诺毕速灭松乳剂稀释100～200倍，在垃圾处理场防制蝇蛆，每平方米喷洒1000～2000 mL，持效7～10天。

灭幼脲：这是用来防制害虫较常用的昆虫生长调节剂，原理是使昆虫幼虫无法蜕皮。灭幼脲对节肢动物门幼虫很有效，对脊椎动物目前还未发现有害。灭幼脲Ⅰ号TH6040［1-（4-氯苯基）-3（2,6-二苯甲酰基）脲］、灭幼脲Ⅱ号TH6038［1-（4-氯苯基）-3（2,6-二氯苯甲酰基）脲］浓度均为10 mg/L，结果2种昆虫生长调节剂（IGR）96 h幼虫死亡率分别为100%、42.5%，化蛹率分别为0和57.5%，羽化率分别为0和10%。

灭幼宝：灭幼宝也是一类昆虫生长调节剂，可有效抑制蝇类羽化。可使用

0.5%颗粒剂，每平方米 10~20 g，持效达 1 个月。

（二）杀灭成蝇

1. 滞留喷洒

这是控制蝇类成虫常用的化学方法之一。将具有滞效、触杀作用的杀虫剂制剂，采用常量喷洒（涂抹或粉刷），使杀虫剂的有效成分按一定剂量、均匀地附着在停留面上。苍蝇爬行或栖息在这样处理过的表面时，可接触吸收杀虫剂而中毒死亡。主要处理蝇类孳生、取食和栖息场所，特别是夜间栖息处的表面，如牲口棚、舍内栏栅、隔板，屋顶下边缘、绳子、电线等停落和栖息处。施药效果取决于杀虫剂本身的质量、剂型，以及喷洒、涂抹均匀程度。一般吸水性强的表面应用较低浓度和较多的杀虫剂，相反吸水性差的表面应用较高浓度和较少的杀虫剂。

2. 空间喷雾

空间喷雾是快速降低室内外蝇密度最有效的方法，特点是快速、安全、有效，但不能持续有效。此法主要用来直接处理室内外成蝇活动、栖息的场所，以达到很短时间内就可以控制成蝇密度的目的。家庭室内空间喷雾一般使用家用杀虫气雾剂和手提式喷雾器；小规模室内空间喷雾一般使用电动超低容量喷雾器；室外大规模喷雾可用背负式机动超低容量喷雾器、车载式超低容量喷雾器和热烟雾机。室内空间喷雾一般喷雾药量为 0.2~1.0 mL/m^3，超低容量喷雾一般为 0.05~0.2 mL/m^3，热烟雾机为 1~5 mL/m^3。由于喷出的雾滴会在空气中停留一段时间，并随着空气的流动进行扩散，因此应用空间喷雾时施药者不但要注意个人的安全，而且应确保施药环境安全，周边不能有人或其他动物。

3. 毒饵法

毒饵法是简便、速效、经济、易行的蝇类防制方法，主要用于成蝇聚集取食的场所。它具有使用方便、灭效好、苍蝇对其不易产生耐药性、不污染环境、能充分发挥药剂的杀虫活性等特点。有混合食物性饵料的毒饵、液体毒饵、粘胶毒饵、颗粒毒饵等多种剂型，可因场合而选择。理论上讲，各种杀虫剂都可以制作成毒饵，但考虑经济成本、耐久性和安全性，通常使用敌敌畏、敌百虫、皮蝇磷、残杀威、灭蝇威、灭多威等有效成分。饵料可视蝇种的取食习性而定，如杀灭家蝇可使用糖蜜、烂水果、臭豆腐或豆粕；杀灭棕尾别麻蝇可使用臭豆腐、臭鸡蛋；杀灭大头金蝇可使用鱼肠或腐肉等。毒饵使用时应注意安全，要把它放在小孩及家畜不易接触的地方。饵剂应放置在容器中，并设明显的警示标识，防止人畜误食，并由专人负责管理，定期更换。剩余饵剂及死蝇应进行无害化处理。

4. 毒蝇绳灭蝇

毒蝇绳是利用家蝇在室内喜欢停留在绳索等悬挂物上的习性而制备的价廉、方便、有效的灭蝇产品。该产品应具有滞留效果长、不易产生抗药性的特点。将直径

2.4~4.8 mm 的棉绳、麻绳、尼龙绳或布条浸泡于有机磷类或长效拟菊酯类杀虫剂中，待绳索吸饱药液，取出晾干 30 min 后，将它分截成 1~2 m 一段，悬挂或横拉于房屋、餐厅、禽舍的屋顶下或天花板下。应每两周更换新制备或在有效期内严格按保藏条件保存新毒蝇绳。可供浸泡的杀虫剂有：10%~25%倍硫磷（乳油），10%~25%马拉硫磷（乳油），10%~20%残杀威（乳油），1%~2%二氯苯醚菊酯（乳剂），1%~2.5%溴氰菊酯（乳剂），0.4%~0.8%高效氯氰菊酯（乳剂）。

毒蝇绳在制作过程中加入少许红糖或其他引诱剂，杀灭效果更好。

在每次施工完成之后，要现场填写表格，客户签字确认后才可以结束本次化学防制施工全部过程。

第六节 蝇类防制效果评价方法

灭蝇效果是反映灭蝇施工方案和施工质量好坏的标准。灭蝇效果评估一般采用绝对密度下降率和相对密度下降率来表示。初级教程学员需要掌握绝对密度下降评估方法。杀灭前后密度变化，既反映了施工的效果，又反映了选用的杀虫剂的药效，为选择药品提供了依据。

 原则和要求

（1）杀灭前必须调查该地区的蝇类密度、孳生场所、成蝇习性。

（2）杀灭后主要调查成蝇密度。

（3）调查点数一般不应少于 5 个。按地区和方向选择有代表性的地方设立调查点。

（4）观察周期通常为每月上、中、下旬各调查一次。每次捕集从早上 8 点至次日 8 点（按 24 h 计算）或早上 8 点到晚上 8 点（按 12 h 计算）。

（5）将所捕得的成蝇进行鉴定与分类，做好原始记录。

二 调查方法

进行蝇类密度调查方法很多，如网捕法、笼诱法、瓶诱法、扣捕法、粘捕法、目测法、粘蝇条法、浸杀法等等。常用的方法介绍如下：

（1）笼诱法。选择多蝇场所布放捕蝇笼，定点诱捕成蝇。捕蝇笼大小为 25 cm×25 cm×40 cm 的方形或圆形的铁纱网，铁纱网眼大小为 1.5 mm×1.5 mm。笼底是凹入笼内的倒漏斗形的锥状体，顶端的孔直径为 20 mm。捕蝇笼的脚离支架 25 mm。

笼下放诱饵，诱饵种类可根据调查要求而定，一般将各种腐烂食物如鱼肠、臭豆腐、烂水果、酒糟等存放在诱饵盘内，置于笼底进行诱捕。应将笼放于蝇多的上风处进行诱捕，收笼时用杀虫剂杀死后倒在白纸上分类计算。密度按"捕获蝇数/（笼·天）"或"捕获蝇数/（笼·12 h）"计算。

（2）粘捕法。在食品行业、饮食行业的室内以及牲畜栏等场所，定点、定时布放粘蝇纸、挂粘蝇板或粘蝇条，早上 8 点布放，次日早上 8 点取下，收集所粘到的蝇数并进行初步分类鉴定。

室内蝇指数=粘得蝇数/粘蝇纸张数，单位：只/张。

（3）目测法。在蝇类集中的地点选择一平方米的面积，用肉眼直接快速地观察蝇类数量。此种方法是在固定的面积内计算或估计蝇类数量，也可用于畜舍内的家畜、木柱、隔板或饵料槽上。

三　灭蝇效果评价

（1）施工前调查。在施工作业前，根据施工环境采用三种调查方法中至少一种进行蝇类密度调查。施工前在选定的样点进行调查时需同一人在同一调查点、同样的时段采用同样的方法、相同的工具，这样才能避免因主观因素导致调查结果误差过大。户外一般采用笼诱法，既方便、相对节省人工，又能降低人为因素的影响。室内一般采用粘捕法或目测法。

（2）施工后调查。施工作业后蝇类密度调查要遵循与施工前调查完全一致的原则，由同一个调查人员执行。施工后的调查应与施工前的调查在同样的样点、同一时间段，采用同样的方法。这样可确保施工后与施工前调查的一致性和可比性，使杀灭结果得到真实反映。

（3）结果统计分析。将灭前和灭后两次的调查结果分别统计后，计算密度下降率。

$$密度下降率（\%）= \frac{处理前密度-处理后密度}{处理前密度} \times 100\%$$

公式中的密度称为绝对密度，即调查到的蝇类个体数量。采用绝对密度下降率来评价杀灭效果，操作简单，统计和计算容易，一定程度反映出防制效果。一般评价标准是，一次性施药作业完成后，密度下降率大于 95%，则效果显著；密度下降率低于 75% 时，则认为效果不明显或无效。

第七节 操作技能训练

一 蝇类孳生地调查

（一）用品准备

手电筒、螺丝刀、调查记录表、记录笔。

（二）不同类型孳生地调查的步骤

（1）室内孳生地调查。检查以下场所：农贸市场、饭店、居民家庭内的垃圾桶，食品及饮食行业操作间、厨舍垃圾桶，医院污物桶，学校宿舍生活垃圾桶，居民临时存放于室内的垃圾盆、垃圾袋、垃圾桶等。至少检查 5 个场所或 20 个以上容器。

（2）室外环境垃圾孳生地调查。检查居民小区垃圾收集点，街道的垃圾箱、垃圾桶，高层楼垃圾通道，垃圾转运站，垃圾运输车辆以及街道两旁垃圾果皮箱 3 ~ 5 处。

（3）外环境孳生地调查。检查 1~2 个居民区绿地内散抛的有机垃圾、居民区花盆、街道绿化带。

（4）农贸市场调查。检查 1~2 个农贸市场，尤其注意垃圾桶、下水道边缘、肉食摊位砧板下和缝隙、水产、活家禽、活海鲜以及上、下水设备情况。

（5）公共厕所孳生地调查。检查 2~3 个公共厕所，包括厕所周围美化、绿化的微小环境，均应拨开基质检查蝇蛆和蛹，特别注意垃圾桶底部残存的和各种缝隙中的淤积物。

（6）调查阳性率统计

根据调查的不同环境蝇类孳生的阳性率，用下列公式计算：

$$孳生地阳性率（\%）=\frac{阳性孳生地个数}{调查孳生地总个数} \times 100\%$$

（三）蝇类幼虫和蛹的识别

1. 准备工作

提前准备 10 倍放大镜 1 个、玻璃培养皿 1 个、眼科弯头镊子 1 把、蝇幼虫标本 2 瓶和蛹标本 1 瓶、台灯 1 盏、带光源的双筒解剖镜一部。

2. 操作步骤

（1）将现场采集的蝇蛆（幼虫）标本取出放在培养皿内。

（2）将台灯放在培养皿左侧，接通电源，使灯光照在标本上。

（3）借助放大镜观察蝇蛆标本特征，判断头、尾，数出体节；测量大小，观察形状、颜色。

（4）更换蛹标本，用放大镜按以下次序观察。

刚化的蛹颜色为乳黄色，为细长的圆柱形，一端稍尖，另一端呈圆弧状，是由三龄幼虫成熟后不脱皮收缩而成的，长度为 7~13 mm。化蛹数小时后蛹的颜色逐渐由浅变深，变为棕褐色至黑褐色，长度回缩为 6~7 mm，形状为长椭圆形。

二　成蝇密度调查

（一）目测法

该方法是蝇类密度的粗略调查，会出现重复计数。预先准备蝇类监测记录表格数张、笔 2~3 支，计时器、计数器 1 个。观察室内环境，选择一定面积（空间）的蝇类喜欢停留的场所进行密度测定。

操作步骤如下：

开始观察时，记录开始时间，见到一只苍蝇即按一次计数器，观察 15 min 时停止。将计数器上显示的蝇类数量记录在表格上。

（二）毒饵法

在室内或室外布放毒饵，毒饵放在碟或盘中。放置一定时间，收集以毒饵为半径的一定面积的死蝇数，进行鉴定并做好记录。

预先准备毒饵 1 袋（具体使用量见其说明书），毒饵盘数个、眼科弯头镊子 1 把、卷尺 1 把、长线绳 1 条、粉笔数根、计时器 1 个、广口瓶 1 个、白纸数张、直径 90 mm 平皿 1 套、记录本、签字笔、防护手套 1 双。

操作步骤如下：

选取蝇类较多的地方作为监测点。选定放置毒饵盘的位置，以此点为中心，用尺测量以毒饵盘为中心一定的长度（如 500 mm），并用粉笔做好标记；一手拿着绳子一头，将其按在放置毒饵盘中心的位置，一手拽着绳子另一头，其长度达到标记出的位置（500 mm），将粉笔系在绳端，拉直，画出以毒饵盘为中心，以固定长度（500 mm）为半径的圆。之后戴上防护手套，从蝇毒饵袋边缘的豁口处撕开，按说明书的使用量，将其倒在毒饵盘中，并开始计时。一段时间（如 4 h、6 h）后观察以毒饵盘为中心，500 mm 为半径范围（粉笔画的圆）内的死蝇数。将毒饵盘拿开，将圆圈内的死蝇用镊子夹到白纸上，分类、计数，并详细记录数据及相关信息。若有不能鉴定的种，将其放在广口瓶里，带回实验室鉴定。

（三）粘蝇纸（带、绳）法

这是调查室内蝇密度的常用方法之一，调查时间在白天进行。

预先准备记号笔 1 支、规格相同并做好编号的粘蝇纸（带、绳）5 张、放大镜 1 个、防护手套 1 双。

操作步骤如下：

按调查室内的不同方位（如东、西、南、北、中），确定放置（悬吊）的位置。戴好防护手套，打开粘蝇纸，使去掉硅油纸的胶面朝向天花板，或将绳（带）悬挂。全部放好后开始计时。经一定时间（2 h 或 4 h）后逐个将粘蝇纸（带、绳）拿到光线充足的地方，观察粘蝇纸上的蝇数，借助放大镜分类、计数。若现场无法分类，则将每一张粘蝇纸（带、绳）分别用密封袋封好后，放入硬盒内，带回实验室检验。分类后，将不同种类的蝇数填入密度调查表中。

（四）注意事项

（1）一旦确定密度调查方法，每次采用的密度调查方法必须相同。

（2）调查的地点、时间、人员、材料等要相对固定，尽量减少各因素对结果造成的影响。

（3）使用毒饵法和粘蝇纸（带、绳）法开始调查时，要确定室内没有孩子或其他动物活动，防止出现意外的影响；或者调查人在现场，全过程不得离开。

三 滞留喷洒（背负式手动喷雾器）灭蝇操作

掌握滞留喷洒灭蝇操作的基本流程，个人防护知识，器械检查、使用与维修保养及其注意事项，为开展现场灭蝇工作打下良好的基础。

（一）用品准备

防护用品：医用口罩（最好使用 KN95 口罩）、防护帽、护目镜、防护服、橡胶手套、防护鞋。

药械用具：卷尺或皮尺（计步器）、杀虫剂（悬浮剂或可湿性粉剂）、50 mL 量筒、1000 mL 量筒、背负式手动喷雾器。

（二）滞留喷洒操作

（1）穿戴好个人防护用品。穿戴好预先准备好的口罩、防护帽、护目镜、防护服、橡胶手套和防护鞋。

（2）检查喷具。在喷雾器中加入适量的清水，打气加压后试喷，注意看喷嘴是否正常、阀门是否漏水、压强表是否正常等。检查喷具正常后，将喷雾器内的水倒掉，并加压将喷管内的水喷出，直到没有水喷出为止。

（3）计算配药量。先用皮尺或计步器估测孳生地及周边的面积（长×宽），算出所需药量。如孳生地面积为 10 m^2，使用 80% 卫生杀虫剂，施药浓度为 0.3%，施用剂量为 1000 mL/m^2。所需药量和加水量的计算公式如下。

所需药量＝（施药剂量×孳生地面积×施药浓度）/杀虫剂浓度。如施药剂量为 1000 mL/m²，则计算所需药量为：

1000 mL/m²（施药剂量）×10 m²（孳生地面积）×0.003（施药浓度）÷0.8（杀虫剂浓度）＝37.5 mL。

所需加水量＝施药剂量×孳生地面积－所需杀虫剂量。如施药剂量为 1000 mL/m²，则加水量应为：1000 mL/m²（施药剂量）×10 m²（孳生地面积）－37.5 mL（所需杀虫剂量）＝9962.5 mL。

（4）药物配制。将80%卫生杀虫剂用50 mL量筒量至37.5 mL，打开喷雾筒上盖，将量筒内杀虫剂倒入喷雾筒内。用1000 mL量筒量取9962.5 mL水，倒入喷雾筒内，搅拌均匀。

（5）喷药操作。拧紧喷雾筒上盖，握住喷雾筒上的气筒手柄，上下抽动进行打气（注意压强表，压强不宜过大）。打气后，将喷雾筒背上，使喷头对准蝇类孳生地及周边，按动喷雾阀，使筒内的药液全部喷出即可。喷洒时要选择雾滴为粗雾型且喷雾均匀的喷雾器，喷洒时要不时变换地方，确保药液较均匀地喷洒在整个孳生地上。

尽量要使蝇蛆充分暴露，以提高药效。喷洒前，在孳生物上先进行挖掘，使蝇蛆充分暴露后，再进行喷洒，可提高防制效率。在对粪池进行喷洒时，如蝇蛆藏在粪皮下，要揭开粪皮，使蝇蛆充分暴露再喷洒，可明显提高效果。

（6）作业完成。喷洒完成后尽快用清水清洗喷雾器，加满水后摇动，将水倒掉，至少3遍。然后再加满水，握住喷雾筒上的气筒手柄，上下抽动进行打气，开始喷洒操作至少3 min，清洗喷管和喷头。填写作业记录表。

（7）喷雾器保养。全部作业结束后，若喷雾器的存放时间较长，除把药液箱、液泵和管道等用水清洗干净外，还应拆下三角皮带、喷雾胶管、喷头、混药器和吸水管等部件，将这些部件清洗干净后与机体一起放在阴凉干燥处。喷雾器部件不能与化肥、农药等腐蚀性强的物品堆放在一起，以免锈蚀损坏。橡胶制品应悬挂在墙上，避免压、折、损坏。

（三）**注意事项**

（1）在施药范围内移除所有食物、水等可食物以及饮食器皿等，根据具体情况对施药场所进行清理。

（2）使用喷雾器前必须进行器械检查，防止出现配件老化导致药剂泄漏在操作人员身上等问题。

（3）要做好必要的防护，如戴好手套、口罩、护目镜等才开始工作。

（4）配药前，要仔细阅读瓶上的说明书，了解杀虫剂的毒性和使用条件；严格按照说明书或技术指导人员的要求配制和使用。

（5）施药期间不得吸烟、吃食物。

（6）施药过程中如不慎裸露皮肤接触了杀虫剂，应立即用肥皂水清洗。

（7）操作完成后，一定要及时清洗器械，检查所带的器材和药品是否安全，并全部带走。用完了药的空瓶要带回处理，不得留在现场。完成全部工作后，及时洗手、洗脸、洗澡。

思考题

1. 蝇类对人类有哪些方面的危害？

2. 防制蝇类有哪些方法和措施？

3. 城市媒介蝇类主要有哪几个科？代表种类是哪种？

4. 什么是机械性传播疾病？什么是生物性传播疾病？

5. 蝇类传播疾病有哪些类型？

6. 常见蝇类的生态特点是什么？

7. 如何区别蝇科、丽蝇科和麻蝇科？

8. 了解家蝇和大头金蝇的生活习性。

9. 调查蝇类孳生地常用哪些方法？

第七章　蚊虫防制

蚊虫是双翅目蚊科昆虫的总称，其幼虫孳生于江河、湖沼、池塘、水坑、树洞、石穴、容器等各类水体中，成虫体型细小，可吸食动物和人的血液并传播疾病，是一类重要的媒介生物。蚊虫的种类很多，分布广泛，全世界已知蚊虫有3500多种，遍布世界的各个地区，在我国有360多种，但大多数为野外栖息活动的种类，吸食野生动物等的血液，与人类关系较小。少部分种类主要孳生于人类居住区或者近居住区，喜吸食人畜血液，是多种病原体的传播者，也是有害生物防制员的重点防控对象。在我国常见的与虫媒传染病相关的蚊种有中华按蚊、嗜人按蚊、微小按蚊、致倦库蚊、淡色库蚊、三带喙库蚊、白纹伊蚊、埃及伊蚊等。

第一节　蚊虫危害

　　蚊虫是当今世界上极为重要的媒介生物之一，也是目前我国病媒生物性传染病最重要的传播媒介和防控对象。蚊虫对人类的危害主要表现为直接危害和间接危害两种。直接危害是叮咬、吸血和骚扰，干扰人们的生活和工作。间接危害是传播疾病，危害人类的健康。

新中国成立之初，由于卫生基础设施条件差，群众防控意识淡薄，城乡蚊虫密度高，危害大，蚊媒传染病时有肆虐。随着爱国卫生运动的全面开展、环境卫生条件的逐步改善以及城市排水系统等基础设施的完善，蚊虫孳生地不断减少，蚊虫密度显著降低，丝虫病、疟疾等虫媒传染病得到了有效控制。但随着近年来全球化进程的不断加快，世界各国来往交流日趋频繁，为蚊媒传染病的快速扩散传播提供了便利条件，各种新发、复燃的传染病不断出现，如近几年的全球的寨卡病毒疫情、基孔肯雅热疫情大流行，给全球带来了新的防控难题。

一 直接危害

蚊虫对人类的骚扰，早在我国古代已有记载。明代李时珍的《本草纲目》就提到"蚊处处有之，冬蛰夏出，昼伏夜飞，细身利喙，咂人肤血，大为人害"。在城市环境中，蚊虫对人的骚扰主要在于白天叮咬人影响其工作、生活，以及夜晚休息时叮咬人，影响其睡眠。在我国西北、东北的一些沼泽、草原和湖泊，蚊虫成群侵袭人畜的事件大量发生，数分钟内可以有上千只停落在人身体上，如没有合适的防护，令人难以忍受，甚至可能导致人失血过多等严重后果。

蚊虫吸血前，需将唾液注入人体防止血液凝固，而注入的唾液可引起皮肤过敏反应，形成红肿和风团，伴有瘙痒症状。因个人体质不同，分为速发型过敏反应和迟发型过敏反应。其中速发型过敏反应往往在叮咬后即刻感到瘙痒，半小时内达到瘙痒高峰，一般在 24 h 以内消退。迟发型过敏反应持续时间较长，被叮咬部位可能形成肿块，色素沉积，长期瘙痒。瘙痒导致抓挠，可能引起皮肤破损从而导致感染，出现皮肤红肿、水疱、流脓等症状。

二 间接危害

蚊虫更大的危害在于传播疾病，与蝇类、蟑螂的机械性传播不同，蚊虫传播方式大部分属于生物性传播，也就是蚊虫在吸食带有病原体的宿主血液后，病原体需要在蚊虫体内经过发育和增殖后才具备传染性，之后蚊虫再叮咬健康人造成疾病的传播。

目前已知的蚊虫传播疾病超过 20 种，其中登革热、疟疾、流行性乙型脑炎为我国法定的乙类传染病，其他还有淋巴丝虫病、黄热病、西尼罗河热、基孔肯雅热、寨卡病毒病等。

（一）登革热

登革热是由黄病毒科、黄病毒属的登革热病毒引起的，是目前世界上发病人数最多、分布最广的蚊媒病毒病。登革热存在着较高致死率的出血性型，又叫作登革出血热，其传播媒介主要是白纹伊蚊和埃及伊蚊。新中国成立以来的首次记载是

1945 年汉口、南昌等地的登革热大流行，之后 30 年未有报道，直到 1978 年广东地区登革热的爆发流行，流行区域一度扩大到广西、海南等省。此后登革热在我国不断发生和流行，1980 年、1986 年曾在海南岛发生了两次大流行，感染人数达 55 万人，死亡近 300 人。近年来，全球登革热病例有逐年升高的趋势，广东省每年都有本地病例发生，2014 年广东省经历了 10 年内最大的一次登革热爆发流行，全省感染人数超 5 万人。人群对登革热普遍易感，且以隐性感染为主，这给传染源的控制带来很大困难。而且目前对登革热尚无特效治疗药物和有效的疫苗，因此目前控制登革热最有效的方法就是控制其传播媒介伊蚊。

（二）疟疾

疟疾是一种由疟原虫引起的疾病，主要有间日疟、三日疟、恶性疟和卵形疟四种类型的疟疾病，传播媒介主要为按蚊属的种类。疟疾是世界上影响最大的蚊媒传染病，到目前为止，每年全球疟疾发病数仍为 2 亿~3 亿人，在非洲的一些落后地区，每年死亡人数可以达到几十甚至上百万。疟疾也是我国四大寄生虫病之一，自古以来严重危害人民的健康。历史记载北方军队在南方地区密林中经过时，接二连三地病倒死亡，古人认为是丛林中的毒气导致，因此叫作"瘴气"，实际上就是由于按蚊叮咬得了疟疾。新中国成立前我国的疟疾年发病率高，华南西南地区为高度流行区；新中国成立后，大力开展防治疟疾工作，发病人数逐年减少；但 20 世纪 60 年代初和 70 年代初我国曾出现两次大范围疟疾的暴发流行，最高峰在 1970 年，全国疟疾发病人数超过 2400 万。随着防治历程推进，我国疟疾防控和救治能力显著提升，疾病负担大幅度降低。2016 年，我国报告最后一例本地原发疟疾病例，2020 年实现消除疟疾目标，并于 2021 年 6 月 30 日通过了世界卫生组织的消除疟疾认证。

（三）流行性乙型脑炎

流行性乙型脑炎又叫日本乙型脑炎，是由黄病毒科、黄病毒属的日本脑炎病毒引起的，广泛流行于我国和亚洲的其他大部分地区。库蚊、伊蚊和按蚊的某些种类都能传播本病，但其主要传播媒介是三带喙库蚊。

每年全球有 7 万左右临床病例，1 万~2 万人死亡，其易感人群是 14 岁以下的儿童，而且因其死亡率较高，后遗症较重，比如痴呆、瘫痪等，所以危害很大。此病为一种自然疫源性疾病，猪、牛等家畜是乙脑病毒的主要宿主和传染源，流行特征多为散发和区域流行，流行期主要为每年的 5~10 月，发病高峰通常出现在 7~9月。随着乙脑疫苗的广泛应用，特别是 2008 年我国将乙脑疫苗纳入国家免疫规划后，15 岁以下儿童发病率持续下降，目前我国每年发病人数为几百至一千人。

第二节 蚊虫的形态特征和习性

一 蚊虫的分类地位

蚊虫隶属于节肢动物门、昆虫纲、双翅目、蚊科。与人类关系最为密切的有三个属，即库蚊属、伊蚊属和按蚊属。其中库蚊属常见的种类有致倦库蚊、淡色库蚊、三带喙库蚊等，伊蚊属常见的种类有白纹伊蚊、埃及伊蚊、刺扰伊蚊等，按蚊属常见的种类有中华按蚊、雷氏按蚊、微小按蚊等。此外阿蚊属的骚扰阿蚊也较为常见。

二 蚊虫的形态特征

（一）成虫形态

蚊虫在分类地位上属于昆虫纲，因此具有昆虫纲的共同特征，即身体由头、胸、腹 3 部分构成，胸部有 3 对足（图 7.1）。蚊虫典型的共同特征是：成虫体长 5 ~ 15 mm，只具有 1 对前翅（双翅目的主要特征，后翅变为平衡棒），口器为长针状刺吸式，体色一般为黄褐色、灰褐色或黑色，体表、翅、足均覆盖形态、颜色各异的鳞片，有时会形成不同的斑纹。现将成蚊各部分特征简要介绍如下。

1. 头部

头部几乎呈球形，两侧有一对大复眼，复眼之间着生有触角（图 7.2），触角是蚊虫感知气味的重要器官。触角由 15 ~ 16 节组成，连接头部的第 1 节叫柄节，第 2 节叫梗节，其余各节叫作鞭节。大部分蚊虫的鞭节都着生有轮毛。喙为长针状刺吸式口器，内含特化为针状的上唇、上颚、下颚和舌，用于切割皮肤和吸血，均隐藏于下唇形成的喙鞘中。喙的两侧还有 1 对触须，一般有 5 节。喙和触须上有时会覆盖深或浅色的鳞片，形成斑纹，是用来鉴定蚊种的重要特征。

2. 胸部

胸部由前胸、中胸、后胸合并而成，其中中胸最为发达，背面有一覆盖整个胸部背面的背板，叫作中胸盾片（图 7.3），一些蚊种的中胸盾片有不同的斑纹，是蚊虫分类的重要特征。

胸部为蚊虫的运动中心，着生有 3 对足，1 对翅。各胸节着生有细长足 1 对。足分为 5 节，分别为基节、转节、股节、胫节、跗节，而跗节又分为 5 节。足上的斑纹是区别蚊种的重要依据之一。

蚊虫的翅膜质，窄长，翅脉上有鳞片覆盖。部分种属的翅上有明显的黑白斑纹，斑纹的数量和位置也是重要的分类特征。

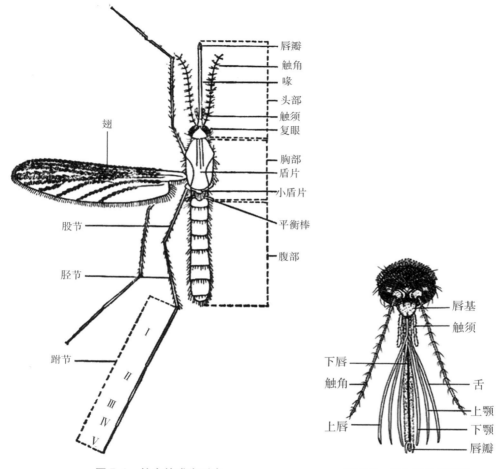

图 7.1 蚊虫的成虫形态   图 7.2 蚊虫的头部结构

3. 腹部

腹部是蚊虫的消化、排泄和生殖中心，由 10 节组成，仅第 1~7 节明显可见，后 3 节成为外生殖器。有些种类各节上有鳞片形成的环带或者斑点。雄蚊的外生殖器结构复杂，有明显的爪状结构，该结构用于交配时抱握雌虫。不同种的外生殖器形态有着稳定的差异，是种属鉴定的重要依据。雌蚊外生殖器较为简单，一般特化为管状。

4. 雌雄鉴别

蚊虫成虫的雌雄分辨较为容易，可通过外生殖器形态上的差异进行辨别，还可通过触角和触须进行分辨（图 7.4）。雄虫触角各鞭节轮毛长而密，呈毛刷状，肉眼明显可见；而雌虫触角轮毛稀疏，肉眼不易观察到。大部分常见的库蚊属、伊蚊属的种类，雄虫触须较长，几乎与喙相等，肉眼观察非常明显；而雌虫触须很短，一般不足喙长的 1/5，不易观察到。按蚊属的雌虫与雄虫的触须都很长，不适合使用此特征进行分辨。

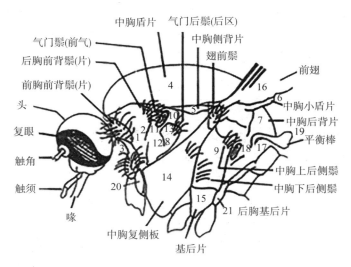

图 7.3　蚊虫的胸部结构

（二）幼虫形态

　　幼虫整体也分为头、胸、腹 3 个部分（图 7.5）。头部呈硬壳状，带咀嚼式口器，上有口刷滤过食物；胸部合并成一整块，无附肢；腹部分为 10 节，末端着生有呼吸管用于呼吸水面的空气。呼吸管的形态和身体的毛序都是重要的分类特征。

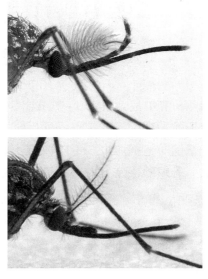

图 7.4　雄蚊和雌蚊的分辨（上雄下雌）

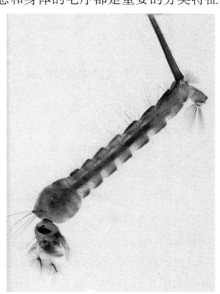

图 7.5　蚊虫幼虫形态

（三）蛹的形态

蚊蛹是活动的被蛹，外形近似逗点状（图7.6），分成头胸部和腹部两部分。头胸部是头和胸的并合体，上部有2个呼吸角用于伸出水面呼吸，内部有附肢黏附在躯干上。腹部狭长可活动，末端有1对扁平的尾鳍（尾桨），依靠腹部伸展和尾桨，蛹可以在水中自由游泳，躲避敌害。

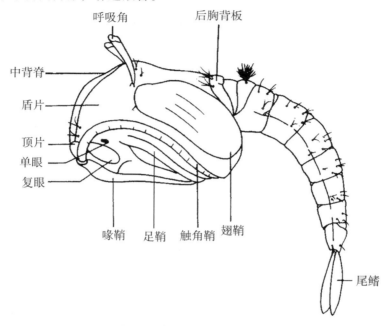

图7.6　蚊虫的蛹形态示意图

第三节　蚊虫的生态习性

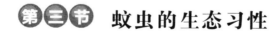

一　生活史

蚊虫生活史分为卵、幼虫、蛹和成虫4个阶段（时期）（图7.7），其中卵、幼虫、蛹3个阶段都需要在水体中完成发育，仅成虫脱离水体营自由生活。这种幼体与成体形态和习性差异很大，且需要经历蛹这一过程的，叫作完全变态。

成虫将卵产于水中或近水面的容器壁上。卵一般产出后入水2~3天即可孵化。蚊幼虫刚刚孵化时个体很小，仅有一到几毫米，通过取食水中的有机物生长发育，经4次蜕皮才能进入蛹期，每蜕皮1次称为1个龄期，第4龄期的幼虫为老熟幼虫。

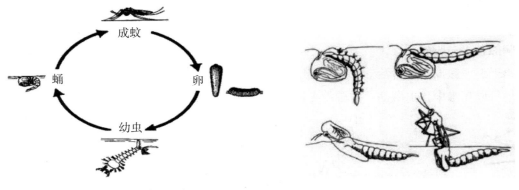

图 7.7　蚊的生活史　　　　　　　　图 7.8　蚊羽化过程

老熟幼虫经过再次蜕皮化为蛹，此阶段不取食，依靠幼虫期积累的能量完成器官的发育，这一时期大约为 2 天。蛹在水面蜕皮后变为成蚊，这个过程叫作羽化（图7.8）。刚羽化的成蚊不能飞翔，在水面静止一段时间身体表面硬化后才可自由行动，经过 1~2 天后便可交配吸血。在适宜温度（20~30 ℃）下，通常从卵孵出幼虫变为成虫约需 2 周。

二　生活习性

（一）幼虫生活习性

1. 孳生习性

水是蚊虫幼虫和蛹生长发育的场所，有蚊虫生长的水体叫作蚊虫孳生地，不同蚊种孳生的水体环境差异很大。根据各种蚊虫产卵时选择不同类型水体的特点，水体一般可分为自然水体和人工水体两大类，其中自然水体包括静水型、缓流型、自然积水型，人工水体包括污水型、容器型。

（1）静水型。此类型主要为大面积静止水体，主要特点为水质较为清澈，如湖泊、水库、沼泽、稻田、池塘、河滨、泉潭等，此类型水体水质较优良，往往有水生植物的生长。中华按蚊、嗜人按蚊、三带喙库蚊、二带喙库蚊等蚊种喜欢孳生于此类水体。

（2）缓流型。此类型主要为溪流中的缓流区、灌溉沟渠、山涧泉水等水体，往往是流动的水体，但水流速度不快，其水质干净、清澈，水体温度较低。微小按蚊、多斑按蚊等主要孳生于此类水体。

（3）自然积水型。此类型主要为非人类居住区的天然小型积水，如溪流边的石穴，荫蔽的林下小洼地、水坑积水，丛林中的树洞、竹筒、植物叶腋积水等。多种野栖蚊种主要孳生于此种类水体，包括林下积水孳生的大劣按蚊，山涧石穴孳生的棘刺伊蚊、乳点伊蚊，海边岩石积水孳生的东乡伊蚊，树洞中孳生的巨蚊、杆蚊、局限蚊、领蚊等属的种类。

（4）污水型。主要存在于城乡居民区，特点为水体面积相对较大，水质较脏或浑浊，有机物质含量丰富，如污水池（塘、坑）、污水沟，地面洼地、下水道、沙井等水体。此种类型积水主要孳生致倦库蚊和淡色库蚊等。

（5）容器型。存在于人类居住区的各类中小型容器中，特点为水体较小，水质较清澈，水的来源一般为雨水。此类积水分布广泛，如陶瓷、塑料、金属、玻璃等各种材质的盆、瓶、桶、盒，轮胎、假山、树洞、竹筒甚至塑料布凹陷，任何只要可以积水的小容器都可能形成一处孳生地。此种类型主要孳生白纹伊蚊和埃及伊蚊等。

2. 呼吸习性

蚊幼虽然生活在水中，但必须通过气门直接呼吸水面上的空气，因而它们必须经常停留在水面呼吸空气，大多数蚊虫通过腹部末端的呼吸管呼吸，身体与水面成一定角度，使呼吸管垂直于水面，但按蚊幼虫需平浮在水面，直接用气门进行呼吸。蚊虫的气门或呼吸管瓣都有拒水性能，以防止水进入气管而致窒息，但如果水面有油状液体、细菌孳生形成的菌膜或者其他物理阻隔物，则可能导致呼吸管堵塞或无法正常呼吸，从而致使蚊虫死亡，因此在防控过程中，可以利用废机油等倒于积水水体中，在水面形成一层油膜，使蚊虫窒息死亡。曼蚊和有些小蚊的幼虫用呼吸管插入水生植物，如水葫芦、浮萍、芦苇等的茎和根部，从其中多孔的组织获得空气。

3. 取食习性

不同蚊虫幼虫取食方式不同，主要分为滤食、刮食和捕食这3种类型。多数库蚊和按蚊都属于滤食性的，它们利用口刷不断挥动形成涡流，使水流通过口部，再过滤包括藻类、细菌、原生生物、有机物碎屑等各种颗粒并吞食。而伊蚊类多为刮食性，即潜沉水下，刮食落叶、石块、树枝、容器壁上生长的藻类或有机物，其口刷也因此特化为适合于刮食的梳状。少部分蚊虫种类如巨蚊属、贪食库蚊和褐尾库蚊，其主要以捕食其他蚊虫的幼虫为生，它们上颚发达，配合着耙状口刷，可以紧紧咬住猎物，防止其逃脱。在食物稀少时，它们也可能自相残杀。有些捕食性种类被尝试用作生物防制，控制容器孳生的伊蚊幼虫。

4. 生长发育

蚊虫幼虫的生长发育与营养、温度、光照等外部条件密切相关。一般来说，食物越充足，适合生长的温度越高，蚊虫幼虫的发育越快，生长期越短，反之，则发育慢，幼虫期延长。水中有机物过少或幼虫密度过高导致食物严重匮乏时，由于营养不足，幼虫生长缓慢，体重增加小，羽化的成蚊个体也较小，有时体长甚至只有正常成蚊一半大小。由于蚊虫是变温动物，体温随着环境温度变化而改变，因此温度较低的季节，蚊虫新陈代谢也会明显减慢，导致发育速度迟缓。光照对幼虫的影响主要表现为诱导滞育，也就是每天光照时间如果少于一定数值，就会激发幼虫体内的滞育机制，导致发育减缓甚至停止。光照诱导的滞育不但出现在幼虫中，在卵和成虫中也会出现。

（二）成虫生活习性

1. 活动和栖息习性

蚊虫成虫的活动节律因种而异，主要分为白天活动和晚上活动两种类型。多数伊蚊属的种类都在白天活动、吸血，而多数库蚊属、按蚊属的种类都在晚上活动、吸血。

一般蚊虫的飞行能力较弱，活动范围相对较小，一般在孳生地周围 50~200 m 半径范围内活动，其活动范围受环境、地形、吸血对象位置甚至气候条件的影响。一些荒漠地区的蚊虫可能进行较远距离飞行以寻找吸血对象。蚊虫还可能通过交通工具、货物等扩散到很远的区域，比如原产亚洲的白纹伊蚊，可能通过去往美洲货轮的防撞轮胎积水传播到了美洲，并在当地扩散繁衍，至今在当地已成为登革热、寨卡病毒感染等疾病的主要传播媒介之一。

蚊虫的栖息场所因种类而不同，其栖息位置又与光照、气流、湿度等条件密切相关。在室内栖息的蚊虫，喜欢在潮湿的房内，尤其是在悬挂着的有汗污的衣物上停留。在野外栖息的蚊虫，往往高度分散不易发现，一般喜欢光线较弱、阴凉潮湿和背风的场所，如桥洞、土穴、灌木丛、草丛、树洞、鼠洞等隐蔽的地方。

2. 繁殖习性

蚊虫依靠飞翔振翅的声音判断同类的性别，在繁殖期寻找交配对象时至关重要。蚊虫一生无论雌雄都可多次交配，雌蚊有储存精子的习性，只要交配过一次就可终生产卵而不需要再次交配。部分蚊类如中华按蚊、淡色库蚊、致倦库蚊等会在繁殖期间形成群舞，即大量雄蚊聚在一起飞舞，少数雌蚊飞入后，雄蚊与雌蚊在飞行中完成交配。一般群舞都在黄昏出现，往往发生在有低矮植物的空旷场所，经常在灌木丛等物体上方进行，有时蚊虫数量较多，甚至可以形成直径为几十厘米的"蚊球"。

3. 取食习性

雄蚊以吸食植物汁液和花蜜为生，不吸人血，其食物成分主要是供能的糖分等碳水化合物以及维生素。雌蚊吸血，平时也靠吸食植物汁液来维持生存，即使不吸血也完全不影响生存。糖分实际上为蚊虫主要的食物，对蚊虫有很大的吸引力。目前人们已开展了蚊虫对糖类气味的趋性的相关研究，有的已开发出"糖毒饵"用于蚊虫防控。

4. 吸血习性

雌蚊吸血主要是为了补充必要的营养成分，使卵巢发育、产卵繁殖，不吸血就无法进行繁殖。蚊虫吸血时，主要通过触角中的感受器探测人体散发的热量、呼出的二氧化碳及皮肤分泌的乳酸、胺类等挥发性物质来寻找吸血对象并确定吸血位置。不同蚊种对血源有明显的选择性和适应性，有的嗜吸人血，有的嗜吸动物血（包括家禽、家畜和野生动物），也有的嗜吸动物血兼吸人血。

雌蚊的吸血行为可以分成内吸性和外吸性。前者是指雌蚊倾向于在人房或动物厩舍内吸血，后者是指倾向于在人房或动物厩舍以外吸血。根据栖息特点和吸血习性，蚊虫主要分为以下 4 种类型。

（1）内吸内栖型。我国大部分媒介蚊虫均为此类，如致倦库蚊、雷氏按蚊、微小按蚊等。它们在室内或畜棚内吸血后，大部分栖留在内，等胃血消化完毕后才飞离到外环境产卵。

（2）内吸外栖型。大劣按蚊、三带喙库蚊属于此类，在室内或畜棚内吸血后，立即或作短暂停留后即飞离至野外栖息。

（3）外吸外栖型。如白纹伊蚊等大多数蚊虫种类，一般都在室外吸血、室外栖息。

（4）外吸内栖型。此种类型蚊种较少，如迷走按蚊，夜晚在室外吸血，黎明前飞入室内栖息。

根据蚊虫的栖息特点和吸血习性的不同，可采取不同的有针对性的防控措施，如内栖性蚊种可用室内滞留喷洒或者蚊帐浸泡药物进行控制，而野外栖息型的则不适用。值得注意的是，蚊虫的栖息性是相对的，外吸型的蚊种也可能少数在室内吸血，内吸型的也会在室外吸血。蚊虫的栖息性受季节、环境、血源等各种外部因素影响。

5. 越冬习性

蚊虫在我国大部分地方都需要进行越冬，即以某种休眠状态度过低温、食物匮乏的冬季，大致分为以卵越冬、以幼虫越冬和以成虫越冬三种类型。绝大多数伊蚊种类包括白纹伊蚊在全国大部分地区都是以卵越冬的，有的卵可以在冬季存活 5 个月以上，但在广东省南部较为温暖的地区可以幼虫形态甚至成虫形态度过冬天。少数按蚊种类是典型的以幼虫越冬种类，如林氏按蚊。多数按蚊和库蚊种类是以成虫越冬的。以卵和幼虫越冬主要表现在生长发育停滞，而以成虫越冬则表现为卵巢终止发育和形成脂肪体在体内积聚。有的种类越冬前不需要吸血直接可进入越冬状态，有的则需要吸血，但卵巢不发育，将其营养转化为自身的脂肪体供漫长的冬季消耗。成蚊越冬一般会选择隐蔽、避风、保温的场所，如土洞、山洞、温室、厩舍、菜窖等。城市中的库蚊一般在空房、地下室、底下管道（尤其是暖气管道）处越冬，因此冬季对此类场所开展灭蚊，可以降低来年蚊虫的密度。

第四节 常见蚊虫的特征与习性

一 致倦库蚊

致倦库蚊广泛分布于我国长江以南各省份，是广东省城乡居住区常见的蚊虫种类之一。它与北方常见的淡色库蚊、尖音库蚊两个亚种的形态特征和生态习性都十分相似。致倦库蚊为多种虫媒病原体的携带者和传播者，可传播班氏丝虫病、西尼罗热、流行性乙型脑炎等，是一种较为重要的媒介蚊种。

（一）形态特征

致倦库蚊为中型蚊种，体长为 5~6 mm，体色为淡黄褐色。喙暗色，有时下部靠近基部的位置为淡色；翅和足均无白色斑纹，腹部背面各节基部有一半月形向后突出的淡白色横带（图 7.9）。

致倦库蚊幼虫的呼吸管较白纹伊蚊细长，头胸部较为膨大，头部眼点较为清晰，口器中可看到明显的滤食刷；在水中游泳姿势较为迅速、僵硬，受到惊扰会以弹跃的方式沉入水底躲避敌害。

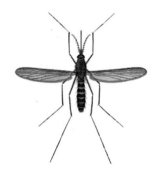

图 7.9 致倦库蚊

致倦库蚊的卵和其他库蚊属的一样，为竖直排列的卵组成的卵块，刚产下时为乳白色半透明状，之后颜色逐渐变深，最后变为略有透明感的紫灰色。卵块像船一样浮于水面，无滞育性，一般 2~3 天可孵化出一龄幼虫，孵化时幼虫从卵下部顶端顶开卵壳进入水中。

（二）生态习性

致倦库蚊幼虫喜欢孳生于有机物较丰富的水体中，如工地建筑积水、地面洼地、水池（塘）、水沟、下水道、沙井、废旧化粪池等。这些水体一般面积较大且水质较为污浊。在气温较低时，它也会孳生于较小的清水容器积水中。一般来说，城市居民区的致倦库蚊孳生来源主要为排水沟、下水道、地下缆井等。城市建设基础设施不断完善，地下管网逐步封闭化，有效减少了致倦库蚊的孳生。在一些环境设施较差的区域如一些老旧小区、城中村、未改造的老旧市场、建筑工地等，其污水明沟，未建成的建筑结构积水等成为致倦库蚊大量孳生的场所。

成蚊只在夜间活动，是典型的室内栖息吸血的蚊种，嗜吸人血，兼吸猫、狗、鼠等哺乳动物和家禽、鸟类的血液。其活动时间为黄昏至黎明，黄昏时段和黎明时段为活动高峰期。畏惧可见光，在夜晚光线较强的地方不活动或活动较少，但喜欢特定波长的紫外光，因此可被诱蚊灯捕获。在城市中，致倦库蚊一般活动于地面附近和较低楼层，通过门窗缝隙进入室内，也可通过飞翔或跟随电梯到达高层叮咬人或动物。叮咬习性较为谨慎，一般在人关灯且熟睡后它才开始叮咬。一旦被叮咬者稍微有动作，它便逃离一段时间，等其睡着后再飞回，循环往复直至吸饱血，因此对被叮咬者造成很大骚扰，容易导致其睡眠不足。

25 ℃时，致倦库蚊由卵变为成虫一般只需 10 天左右，雌蚊羽化 2 天左右可吸血，多数雌蚊一生可产卵一次以上。在广东南部地区，致倦库蚊一般全年活动有两个高峰期，一般为 3～5 月和 10～11 月。

二 白纹伊蚊

白纹伊蚊俗称花斑蚊、亚洲虎蚊，分布于我国除西北少数省份以外的大部分地区。在广东省，白纹伊蚊与致倦库蚊一样，是常见的优势蚊种，也是目前广东省流行最多的蚊媒传染病登革热的主要传播媒介，还可传播基孔肯雅热、寨卡病毒感染、黄热病等多种疾病，是目前广东省最重要的传染病媒介防控对象。

（一）形态特征

体型较小，体长为 4～5 mm，整体黑色，胸腹侧面有明显的白斑；喙、腿部各节都有明显白环，后足末端跗节为白色；腹部背面各节有白色带；中胸盾片（胸部背面）正中有一银白色纵纹（图 7.10）。

白纹伊蚊的幼虫呼吸管较致倦库蚊的短粗，略成纺锤形，头胸部不似致倦库蚊那样膨大；头壳颜色较深，眼点不甚明显；口部的滤食刷不明显。在受到惊扰时，呈 S 形扭动游泳，泳姿柔软不僵硬，速度明显较致倦库蚊慢。

卵为单个散产，不形成卵块，且主要黏附在贴近水面交界处以上的容器壁上，产卵较多时可能连成一片。卵黑色不透明，质地硬且有刻点，可保存水分，有滞育功能。

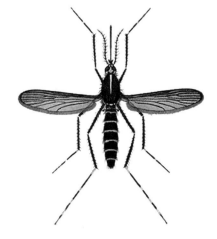

图 7.10 白纹伊蚊

（二）生态习性

幼虫主要孳生于水质较清的各种人工或天然的小型容器积水中，如水桶、花盆、纸杯、轮胎、石穴、假山、树洞、竹筒等。白纹伊蚊属野栖或半家栖蚊种，喜欢栖息于植被茂盛、环境潮湿的场所，因此在绿化带、公园、花圃等场所往往密度较高，也喜欢在房屋周边、院落、阳台等环境的积水中孳生。

成蚊在白天活动，主要栖息于孳生地附近的公园、树林、草丛下部等阴暗潮湿的地方，吸血高峰期一般为上午7~10时，下午4~7时，但在黄昏日落后也可有叮咬活动。嗜吸人血，吸血较为凶猛，往往在栖息地等候，一旦人经过或停留，迅速成群开展攻击。根据实验室观察，白纹伊蚊一生最多可完成8个生殖营养周期（即8个吸血到产卵的过程），饱血13次，一般平均可产卵3~4次。

成蚊主要将卵产于积水容器壁上靠近水面的地方。下雨时水位上升，卵受到缺氧刺激后孵化。一般白纹伊蚊都有多次产卵的习性，即同一批卵在不同的容器中产下，有利于提高其后代存活率。卵在干燥条件下可存活1~2个月，环境较为潮湿时或气温低时可保存更久，等条件适宜时才孵化，因此有些干燥容器中虽暂时没有水，但很有可能有活卵存在，一旦再次积水就可能孵化出幼虫。

白纹伊蚊喜高温，种群密度的高峰期一般在5~10月，在广东省南部如深圳等地区，白纹伊蚊可全年活动。在温度较高时卵变为成虫只需要1周时间，雨水、台风后形成的大量小型积水可能造成其密度迅速升高。

第五节 蚊类密度调查方法

蚊虫密度调查是开展蚊虫防制必须要进行的前期基础性工作。只有掌握蚊虫的实际密度，才能准确判断侵害情况，从而采取适合的防制措施。而防制措施是否有效，也需通过密度下降值来判断，因此蚊虫密度调查是有害生物防制人员必须掌握的重要技能。蚊虫密度调查方法有很多种，以下重点介绍布雷图指数法和勺捕法两种。

一 布雷图指数法

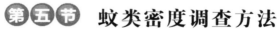

布雷图指数是评价一个地区伊蚊密度的指标，也就是平均每百户内有伊蚊幼虫（孑孓）孳生的容器数。此种方法最早是为监测黄热病媒介伊蚊所做调查的方法，目前在我国主要用于登革热媒介白纹伊蚊的幼虫孳生情况调查。

（一）**工具和方法**

（1）工具。手电筒、捞勺、吸管、蚊虫收集装置、记录表等。

（2）方法。按照实际需求选择监测点的范围，一般以一个小区、单位等作为一个监测点，每个监测点每次调查不少于100户，其中室内调查不少于50户。检查记录室内外所有小型积水容器及其幼虫孳生情况，计算布雷图指数（见表7.1）。必要时收集阳性容器中的幼蚊进行种类鉴定，或带回实验室饲养至成蚊进行种类鉴定。

表 7.1　布雷图指数调查统计表

天气情况：晴　雨　阴　湿度：_____　气温：_____℃，最高：_____℃，最低：_____℃

日期	调查地点	调查户数	阳性积水户数	合计积水数	合计阳性数	盆景、水生植物		贮水池、缸、盆		闲置容器		明渠、假山、水池		竹头、树洞、石穴		废旧轮胎		绿化带小积水		其他水体	
						积水数	阳性数	积水数	阳性数	积水数	阳性数	积水数	阳性数	积水数	阳性数	积水数	阳性数	积水数	阳性数	积水数	阳性数

布雷图指数（BI）：　　　　　填表人：　　　　　填表日期：

户的定义：每个家庭、集体宿舍、单位办公室、酒店的 2 个房间定义为 1 户，农贸市场、花房、外环境、室内公共场所等每 30 m² 定义为 1 户。

（二）结果统计

密度指标为布雷图指数（BI）。

$$布雷图指数 = \frac{阳性积水数（个）}{调查户数（户）} \times 100$$

（三）注意事项

（1）只要容器中发现卵、幼虫、蛹、成蚊者，都可算作阳性容器。

（2）无论 1 个阳性容器中蚊虫数量多少，阳性数都只算 1 个。

勺捕法

勺捕法适用于大中型水体蚊虫幼虫密度调查，如水库、沟渠、池塘、稻田等，主要调查对象为库蚊或者按蚊。

（一）工具和方法

（1）工具。手电筒、杆长 1 m 的 500 mL 水勺、长吸管、小滴管、采样管、记录表等。

（2）方法。沿着大中型水体岸边，每隔 10 m 选择 1 个采样点，用水勺迅速从水体中舀起一勺水，检查水中是否存在蚊虫幼虫和蛹，用吸管将蚊虫吸到采样管中并计数，记录总勺数和阳性勺数（见表7.2）。

（二）结果统计

$$采样勺指数 = \frac{阳性勺数}{采样勺数} \times 100$$

$$幼虫勺指数（条/勺）= \frac{幼虫（蛹）数}{阳性勺数}$$

表7.2　勺捕法调查统计表

天气情况：晴　雨　阴　　　　　气温：＿＿＿＿＿＿＿℃

采样地点	采样勺数	阳性勺数	幼虫或蛹数
合计			

采样勺指数：＿＿＿＿＿＿＿＿＿＿＿　　　幼虫勺指数（条/勺）：＿＿＿＿＿＿＿＿＿＿＿

填表人：＿＿＿＿＿＿＿＿＿＿＿　　　填表日期：＿＿＿＿＿＿＿＿＿＿＿

第六节　蚊虫防制措施

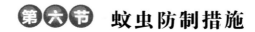

一　孳生地治理

　　孳生地治理指的是清除已孳生蚊虫或可能孳生蚊虫的水体，对需保留或暂时不能清除的积水使之不适宜蚊幼孳生，从而达到有效降低蚊虫密度的目的。

　　由于蚊虫的卵、幼虫和蛹都生存在水中，因此孳生蚊虫的水体称为蚊虫孳生地。孳生蚊虫的水体分为小型积水、中型积水、大型积水。小型积水主要是房前屋后小型积水容器如盆盆罐罐、废弃容器积水、雨棚积水、坑洼积水等。中型积水是小型景观水池、游泳池、排水沟渠等。大型积水是城镇内河涌、人工湖与河流等。在具体划分上可能各地不一。但是在一个孳生水体中，往往可以孳生几十上百、成千上万只蚊虫幼虫。相比成虫，幼虫孳生地往往容易寻找，清除积水的水体可将这些聚集的幼虫处理掉，并且可以达到事半功倍的效果。如果是容器积水可采取倒扣、清除的方法防止蚊虫再次孳生。不能清除的水体可采用环境防制、化学防制、生物防制的方法进行控制。这些幼虫一旦变为成虫飞出扩散，防控难度将大幅增加。如果孳生蚊虫的水体未得到有效处理，就会持续孳生蚊虫。因此在蚊虫防制中，孳生地的整治是最根本、最有效的方法。

孳生地治理主要有如下几种方法。

（一）清除

对于小型的积水容器，如碗、桶、瓶、盆等，可以采取翻盆倒罐的方法清除积水，并可将容器倒扣防止再次积水。对于无用的容器以及各类积水的垃圾，如一次性饭盒、水杯、包装容器等，可以直接将容器清除。

（二）填塞

多数蚊虫一定要有可见的水体才能生存，而即使在潮湿的土壤砂石中也很难存活。因此对于竹筒、树洞、石穴等难以清除的小型积水，可使用砂土进行填埋处理防止积水的出现。对于一些中型积水，如废弃的水池，水坑、洼地等也可使用泥土、砂石进行填埋。

（三）疏通

多数蚊虫喜欢孳生于不流动或缓慢流动的积水中，如水流过大则会被冲走或不能存活。因此一些特殊场所如污水井、雨水井、各种沟渠、屋顶反梁等，其积水的原因可能是被泥土、垃圾、落叶等杂物堵塞，及时清除这些杂物，保持排水畅通，即可达到防止蚊虫孳生的目的。

（四）封闭

对于一些需要长期储水，或难以清除的水体，如防火用水，储水缸、水马、建筑工地中的结构积水等，可加盖、网等进行密封，防止成蚊飞入产卵或羽化的成蚊飞出。竹筒、轮胎等也可以使用塑料布等进行封盖防止蚊虫孳生。城市中使用较多的防蚊闸，其作用也是将下水道口封闭，在雨水流入时才打开，不流水时又自动关闭，有效减少排水系统中蚊虫孳生。

二 化学防制

蚊虫的化学防制指的是使用化学杀虫剂作用于蚊虫，使其中毒死亡的防制方法。常用的灭蚊药物主要有拟除虫菊酯类杀虫剂、有机磷类杀虫剂、氨基甲酸酯类杀虫剂三种类型，此外还有昆虫生长调节剂、生物制剂等。化学防制的特点是起效快，效果明显，可以迅速降低蚊虫密度，但存在不合理使用杀虫剂而导致污染环境、产生抗药性等缺点。一般情况下，化学防制应作为孳生地治理的补充方法，在孳生地难以全面清除时，科学、合理地使用杀虫剂进行控制，而不应作为一种主要的防控方式。

由于蚊虫的幼虫与成虫的生存环境、习性差异较大，采取的化学防制方法也不同，主要防控方法如下。

（一）杀灭蚊幼

在孳生地治理时，对于一些难以清除的积水，可以使用灭蚊幼杀虫剂杀灭幼虫和蛹，主要方法为在水体中投放残效（持效）期长的杀虫剂，一般为有机磷类杀虫剂，如倍硫磷、马拉硫磷、辛硫磷、双硫磷等。在过去的幼虫防控中，一般使用悬浮剂、可湿性粉剂、乳油等水稀释剂型进行喷洒，但此种方法对环境污染大，持效期也较短。目前一般采用专用的灭蚊幼剂，通过加工工艺制成缓释效果更好的固体制剂，如砂粒剂、颗粒剂等，具有持效期长、使用安全、环境友好的特点。

拟除虫菊酯类杀虫剂虽然对幼虫杀灭效果好，但持效期极短，需要不断施药才能保证效果，而大量用药不但污染环境而且极易激发抗药性的产生，所以此类药物一般不用于杀灭幼虫。目前使用较多的还有一些新型的灭蚊幼剂，如昆虫生长调节剂（如吡丙醚）和生物制剂（如苏云金杆菌、球形芽孢杆菌）。此类杀虫剂比化学杀虫剂更安全，而且不易产生抗药性，在日常防控中已广泛使用。

使用灭蚊幼剂灭幼虫时，应注意以下几点。首先，应根据处置目的选择合适的灭蚊幼剂。如在蚊媒传染病疫情处置时，应首选起效较快的化学灭蚊幼剂，以迅速杀灭幼虫遏制疫情传播；日常控制时可以生物制剂为主，或生物、化学灭蚊幼剂轮用，防止抗药性的产生。其次，根据处置水体选择合适的灭蚊幼剂。如对需要保护水生生物的水体，或者人畜接触机会较大的水体，应首先考虑对非靶标生物的安全性，选择生物类、昆虫生长调节剂类药物。再次，应严格按照使用说明使用灭蚊幼剂。一般是按水体面积计算使用量，必要的时候可使用电子秤等工具称量，同时应注意药物的持效期，定期补投药物，达到长效杀灭的效果。

（二）杀灭成蚊

成蚊的化学防制方法主要是通过器械喷洒杀虫药物进行杀灭，其作用在于迅速降低成蚊的密度。在蚊媒传染病流行时或成蚊密度过高时才可作为主要的控制方法，在日常蚊虫控制中一般作为孳生地治理的辅助灭蚊方法。

常用的成蚊化学防制方法主要有空间喷雾和滞留喷洒两种类型。

1. 空间喷雾

空间喷雾法的原理是杀虫药物由器械喷出后，形成微小雾粒散布于一定空间，在空气中形成维持一段时间的弥雾，蚊虫由于接触到杀虫剂雾粒而中毒死亡。根据喷施器械和雾粒不同又分为超低容量喷雾和热烟雾机喷雾。

（1）超低容量喷雾。

超低容量喷雾指的是使用超低容量喷雾机喷出细小水性雾粒，其雾粒平均直径一般要求小于 50 μm。其特点是雾粒细小，在空气中飘浮时间长，起效迅速，杀灭率高。超低容量喷雾适用于机关、学校、宾馆、酒店、工厂等的室内和外环境蚊虫栖息场所灭蚊。

不是所有的杀虫药物都适用于超低容量喷雾。一般来说，由于超低容量喷雾雾滴小，易被人体吸入，容易产生药物中毒，因此使用的药物必须为低毒的药物，在室内喷雾时还需要考虑使用无味道、无残留的药物。一般来说，经常使用拟除虫菊酯类药物。

从剂型上看，可用作超低容量喷雾的药物剂型主要有水乳剂、微乳剂、乳油、超低容量制剂等。其中水乳剂、微乳剂等水基剂型比较适合在居民区使用，因为其溶剂以水为主，相对较为安全。而乳油、超低容量制剂等为油基药物，其溶剂多含有有机溶剂等对人体有害的物质，不建议在有人活动的区域使用。悬浮剂、可湿性粉剂等含有固体颗粒的剂型会堵塞喷头，造成机器的损坏，不适用于超低容量喷雾。

在喷雾操作时，必须使药液均匀地分布、充满整个空间，对蚊虫栖息场所需重点多喷，适当地延长喷雾时间。在室外进行超低容量喷雾时，应考虑到风速的影响。由于风速过大，雾粒容易被迅速吹散，效果较差。当风速达到 4 m/s 以上，建议不使用此方法。在喷雾的同时应注意用药安全，首先做好个人防护，穿工作服，戴工作帽、手套、护目镜、口罩（N95 口罩或防毒呼吸面罩）等；其次要注意喷雾时人尽量不要进入雾气中，在室外可以逆风行走进行喷雾，在室内可由内到外倒行喷雾。

（2）热烟雾机喷雾。

通过烟雾机产生高温把药液转化为细小微粒的烟雾，其雾粒一般小于 5 μm。由于雾粒较小，其渗透力较强，适用于密闭空间使用，如无人的地下室、防空洞、密林、沙井、下水道等。由于其烟雾对呼吸道刺激较大，居室、办公场所等有人的环境不可使用。在室外开放的空间进行热烟雾机喷雾，极易受到气流影响而造成烟雾飘移，影响灭蚊效果，因此用于外环境一般只适用于人员无法进入的茂密树林、竹林、高草丛等环境的灭蚊，而且应在无风或微风条件下进行作业。

热烟雾机喷雾使用的药物剂型一般为热烟雾专用油剂，普通剂型杀虫剂不适合直接使用。其喷雾时的安全注意事项可参照超低容量喷雾，由于器械产生高温，应注意远离易燃易爆物品，可戴劳保线手套防热手套防止烫伤。

2. 滞留喷洒

滞留喷洒是将有残效的杀虫药物喷洒在蚊虫经常停立的表面，蚊虫停落时接触药物而中毒死亡。

蚊虫的栖息场所一般为阴暗潮湿不易受干扰的角落，因此滞留喷洒时应重点对这些部位进行施药，如楼梯间、杂物间、楼道、地下室的墙壁、墙脚，室内的墙角、衣柜后面、床下、洗手台下等。室外喷洒则一般在住房周围的墙角、绿化带、凉亭、卫生死角等处进行。

　　滞留喷洒使用的药物可选择的剂型较多，在实际操作时应根据不同表面的吸水性选择合适的剂型。如在玻璃、瓷砖等光滑、吸水量少的表面，应选择易形成药膜的乳油、水乳剂等剂型；如在石灰墙等粗糙、吸水量多的表面，则可使用固体颗粒较大的可湿性粉剂；而吸水量适中的木面、油漆面则可选择悬浮剂等。

　　城市灭蚊不建议采用大面积开展滞留喷洒：一方面由于其用药浓度高，容易造成药物毒害、环境污染等问题；另一方面由于其为被动的防控方法，部分蚊虫短暂接触后逃离，可出现毒而不死的情况，极易诱导抗药性的产生。因此建议日常杀灭蚊虫尽量少使用滞留喷洒的方法，而在登革热等蚊媒传染病疫情处置或者成蚊密度较高时，可适当开展滞留喷洒，且一般只在重点区域喷洒，严防滥用药物。

第七节　蚊虫防制效果评估方法

一　路径指数法

　　路径指数法的本质为蚊虫幼虫孳生地调查，与布雷图指数法类似。本种方法适用于小积水中伊蚊幼虫和蛹的孳生情况的调查。

　　具体方法为：沿着一定路径以均匀的步幅向前走并检查路径两侧的积水，记录行走长度和有幼虫孳生的阳性积水处数，应注意依监测人的步幅设定好计步参数，随身携带计步器，以准确计算行走距离。

　　将检查结果按如下公式计算，并将结果填入记录表（见表7.3）

$$路径指数（处/km）= \frac{阳性积水数（处）}{检查路径长度（km）}$$

表 7.3　路径指数法调查统计表

天气情况：　　　晴　　雨　　阴　　　　　　　　　　　气温：_____ ℃

调查地点	路径长度/km	阳性积水数/处
合计		

路径指数（处/km）：_____

填表人：_____　　　填表日期：_____

二 灭蚊效果评估方法

蚊虫防控效果的评估是反映灭蚊措施是否有效的方式，直接反映灭蚊施工方案是否合理，施工质量是否达标。用于评估的蚊虫密度调查方法有很多种，如蚊幼虫的调查方法有布雷图指数法、路径指数法、勺捕法等，成蚊的调查方法有诱蚊灯法、人工小时法、帐诱法、黑箱法等。实际施工过程中，应根据现场情况和杀灭对象选择不同的调查方法。在开展杀灭效果评估时，除了选择正确的方法外，排除各类其他因素的影响也是至关重要的，因此要具体情况具体分析。

灭蚊效果一般采用蚊虫密度下降率来表示，密度下降率分为绝对密度下降率和相对密度下降率两种。无论计算哪种密度下降率，都应有灭前调查和灭后调查的数据。灭前和灭后调查的关键是要定点、定方法、定人，才能保证调查结果的一致性和准确性。至于选择何种调查方法，要根据客户要求和现场具体条件而定。如开展蚊虫孳生地调查，采用路径指数法或者布雷图指数法，不但可以充分掌握控制区域内孳生场所分布，还可一边调查、一边处置，达到事半功倍的效果。如果根据侵害调查明确了目标杀灭蚊种，则可有针对性地开展成蚊调查。如果主要危害蚊种为库蚊，则可采用诱蚊灯法进行调查。如主要危害蚊种为伊蚊，则可选择人工小时法或者帐诱法。

蚊虫密度的变化还受季节变化、天气变化、人为干预等多种因素影响。如在灭后调查时出现寒流天气，蚊虫密度调查数据会显著降低，因此无法判断是否为控制措施效果还是由于天气原因。阴雨天气会造成成蚊活动下降，也会影响密度调查结果。因此，应保证灭前调查和灭后调查均在尽量排除外部环境因素干扰的情况下进行。有条件的话，可以预设环境条件相一致的对照区，对照区在杀灭前后均不使用任何药物，以了解环境因素对蚊虫种群的影响，用来修正杀灭效果。

三 结果统计分析

将灭前和灭后的区域和对照区的调查结果统计后，分别计算绝对密度下降率和相对密度下降率。

$$绝对密度下降率（\%）=\frac{杀灭前密度-杀灭后密度}{杀灭前密度}\times100\%$$

$$相对密度指数（RPI）=\frac{对照区杀灭前平均密度值\times杀灭区杀灭后某天密度值}{对照区杀灭后某天密度值\times杀灭区杀灭前平均密度值}$$

$$相对密度下降率（\%）=（1-RPI）\times100\%$$

一般认为，一次性施药作业完成后，相对密度下降率大于70%，则效果显著。相对密度下降率低于50%时，则效果不明显。

第八节 操作技能训练

一 路径指数法操作

（一）器械用品

准备手电筒、计步器、长吸管、记录表等。

（二）操作步骤

（1）选择室外环境作为调查地点，可以是居民区、公园等容易孳生伊蚊的环境。

（2）在调查区域选定一条路线，以均匀步幅沿着路线行走，并检查路线两侧各 5 m 范围内发现的小型积水。

（3）每发现一处有蚊虫幼虫孳生的积水，记录为 1 处阳性积水。

（4）检查蚊虫孳生地的同时，使用计步器记录步数，调查完成后根据调查人的步幅长度折合成实际距离，单位以千米（km）计，每个调查区域行走距离不小于 1 km。

（5）根据公式计算路径指数，填入记录表。

（三）注意事项

（1）无论蚊幼多少，同一个积水容器都算 1 处积水。

（2）对于细竹筒等难以观察的积水，可以用长吸管吸水观察是否有幼虫。

（3）对于沉沙井积水等较暗或较深难以观察的积水，可以使用手电筒观察或用水勺捞水观察是否有幼虫。

二 热烟雾机灭蚊操作

（一）器械用品

器械：手持式热烟雾机。

药品：热烟雾机专用油剂。

其他用品：长袖工作服、帽子、口罩（可选用 N95 口罩或者防毒呼吸面具）、手套（劳保线手套或防热手套）、护目镜、耳塞、漏斗、作业记录表。

（二）操作步骤

1. 穿戴防护用品

穿长袖工作服，戴口罩、帽子、护目镜，戴手套，穿工作鞋，戴耳塞。

2. 热烟雾机启动与关闭

（1）首先要检查各连接部位是否紧固和密封。确保电源和药液开关置于关闭的位置。检查电池是否存在无电、漏液、损坏的现象，如有则及时更换电池。同时检查机器的油箱是否有油，药箱是否有药物。

（2）如油箱无汽油或汽油量过少，可使用带有滤网的漏斗加油。

（3）向药箱中加装杀虫剂。一般热烟雾机专用药物无须稀释配制，可直接使用带滤网的漏斗加入。

（4）检查油箱、药箱盖是否拧紧，是否有漏油、漏药现象。按住电路按钮，用打气筒打气，使汽油充满喷油嘴并进入油管中。

（5）打开油门开关，按住电路按钮，操作打气筒打气，使发动机发出连续爆炸的声音后，机器启动停止打气。

（6）发动机起动后，一手握住提柄，有肩带的将肩带背好。到达目的区域后，打开前方药液开关，开始喷药操作。

（7）喷烟雾结束，先关闭药液开关，将拨杆调到一半位置数秒，排空无烟后再将药液完全关闭；关闭药门数十秒后关油门开关。机器完全停止后应打开一下药箱释放压力。

3. 喷雾操作

（1）喷药前应先测风向和风速，风速在 4 m/s 以下才适合喷雾。

（2）选择防制对象活动高峰期进行喷雾，如控制白纹伊蚊，则应在早上和下午活动高峰时段进行喷雾。

（3）室外喷雾场所一般为茂密的树林、竹林和草丛，喷雾时应将喷口略向下，将烟雾从植被的下部喷入。

（4）根据测定的风向，操作人员尽量选择逆风的路线行走，防止进入烟雾。

（5）行走时应保持匀速，一般以 1 m/s 的步速行走，根据实际情况调整步速，以烟雾可以充分充满目标区域而无过多烟雾飘出外部为宜。

（6）在地下室、仓库等室内空间喷雾时，如有门窗应关闭，采取从内到外倒行喷雾的方法，防止操作人员进入气雾。喷雾后保持门窗关闭 60 min 以上，再打开通风。

（7）下水道灭蚊前，应先打开相邻三个井盖，喷雾前释放沼气 5~10 min，或使用沼气监测工具测量至安全浓度，再在中间位置的井盖进行喷雾。

（8）对下水道喷雾前，喷口应在井口以下，可直接喷雾，也可加盖板和导烟管，喷完盖好井盖后，可用贴纸将井盖孔封闭，以达到更好的灭效。

（三）注意事项

（1）油箱、药箱不能加太满，防止液体溢出。

（2）如果是冷机，应在使用前先打气，后启动，如果是热机，可直接启动。

（3）喷口方向应水平略向下，与风向垂直前行。

（4）启动烟雾机时，应先打开油门，启动后到目标区域再开药液阀门；关闭烟雾机时，应先关闭药液阀门，排空后再关闭油门开关，否则可能导致喷口喷出火焰。

（5）作业时远离易燃易爆物品，室内空间喷雾时应注意避免触发烟雾报警。

（6）操作人员应做好防护，防止器械烫伤，作业时禁止直接接触喷烟管等高温部位。

（7）填写好作业记录单。记录作业时间、地点、用药量、施药方式、作业面积、施工人员，向客户交代有关安全注意事项，作业记录单交由对方签字确认。

（8）工作结束后如长期不使用烟雾机，应将药液排空并用清水清洗。使用期间应定期保养器械，检查清理进气膜片油污积碳，同时清除火花塞和喷烟口积碳。

思考题

1. 蚊虫的直接危害和间接危害分别有哪些？
2. 蚊虫的形态特征共同点是什么？
3. 简述蚊虫的生活史与生活习性。
4. 致倦库蚊和白纹伊蚊形态特征和生活习性分别有哪些？
5. 怎样区分蚊虫的成虫的性别？
6. 简述蚊虫密度调查中布雷图指数法和勺捕法。
7. 蚊虫孳生地治理方法有哪些？
8. 怎样对灭蚊效果进行评价？
9. 怎样开展路径指数法调查？
10. 简述热烟雾机灭蚊的技术要点和注意事项。

第八章　白蚁与其他害虫防制

学习目标

1. 认识白蚁的危害。
2. 认识白蚁的形态特征与生物学特性。
3. 掌握常见白蚁种类的形态特征及生物学特性。
4. 掌握房屋白蚁危害现场勘查的方法。
5. 掌握房屋白蚁防制措施。
6. 了解房屋白蚁危害等级评定。
7. 掌握小黄家蚁形态特征习性与防制方法。
8. 掌握白蚁危害现场勘查、喷粉法灭白蚁和地下型监测站安装等操作技能。

第一节　白蚁的危害

一　白蚁对房屋建筑的危害

　　白蚁因为蛀食房屋建筑的木质构件和木质装饰装修，如木柱、木梁、木地板、木门框、木窗框、木质家具等，从而对房屋建筑造成危害。据广东省白蚁学会 2020 年的调查结果显示，白蚁对广州市房屋建筑的入室危害率约为 30%。木结构和砖木结构的房屋因为木材使用较多，相比其他结构类型的房屋更加容易遭受白蚁的危害。

　　在我国，乳白蚁属对房屋产生的危害最大，其次为散白蚁属和堆砂白蚁属。

二　白蚁对水利工程的危害

　　千里之堤，溃于蚁穴。土栖白蚁的巢穴修筑在地表以下，有些种类的地下蚁巢系统非常庞大。如果堤坝内的土栖性白蚁未得到及时有效的治理，那么白蚁在堤坝内部形成的空腔会对堤坝安全产生威胁。贯穿堤坝迎水坡和背水坡的白蚁隧道，可能引起管涌和局部塌洞等险情，这些险情若得不到及时排除，则可能进一步造成堤坝垮塌事故。

我国南方的堤坝遭受土栖白蚁危害的比例高达 50% 以上，其中福建、江西、广东、广西、云南、海南最为严重。危害我国水利工程的白蚁种类主要有黑翅土白蚁、海南土白蚁、云南土白蚁和黄翅大白蚁。

三 白蚁对林业、农业的危害

我国南方各林区尤其是人工林受白蚁危害较为普遍，据统计，白蚁可蛀食超过 300 种树木。白蚁对苗木产生的危害，一般在出圃移植后半年内最为严重，这可能与苗木根系糖分较高、种植区原有植被受到破坏等因素有关。白蚁还常常对城市绿化树木造成破坏，在广东地区，樟树、柳树、羊蹄甲、白千层、大叶榕等常见绿化和观赏树种受白蚁危害率较高。

在农业方面，白蚁的主要危害对象是旱作物，如甘蔗、木薯、花生等。

一般来说，白蚁在干旱季节对农林植物造成的危害比在雨季严重，对长势差的农林植物造成的危害比对长势好的严重。

第二节 白蚁的形态特征与生物学特性

一 白蚁的形态特征

白蚁作为昆虫纲的一个类群，具有昆虫的形态特征，即躯体分为头、胸、腹 3 个体段。头部有口器、眼和触角等重要器官；胸部分为 3 节，分别称为前胸、中胸、后胸，每节下侧方各着生一对足，有翅繁殖蚁的中后胸各着生有一对翅；腹部 10 节，每个腹节由腹板和背板组成，并以膜相连接。图 8.1 为黄翅大白蚁脱翅成虫的外部形态。

（一）头部

繁殖蚁和工蚁的头部为卵圆形或近圆形。兵蚁头大，多为卵圆形、长方形或象鼻形，其上颚形状的变异相当大。有翅成虫头的两侧生有黑色复眼一对，复眼的内侧上方有淡白色的单眼一对，少数种类缺单眼（如草白蚁科）。大部分种类白蚁的工蚁缺复眼和单眼，头两侧的前端有触角一对，呈念珠状，分为 9~30 节。乳白蚁的兵蚁在前额中间有一个圆形额腺开口，受惊时可分泌出白色乳液，此孔口称为

"囟"。有翅繁殖蚁、工蚁口器为咀嚼式。兵蚁的上颚因防御方式不同，在形态上发生很大的变化，如乳白蚁、土白蚁的兵蚁，其上颚发达，呈一对镰刀状，便于御敌；象白蚁的兵蚁上颚极小，头部延伸成象鼻状；扭白蚁的兵蚁上颚左右不对称，呈延长扭曲状。

（二）**胸部**

白蚁的胸部由3节组成，每节有一对足，分别称为前足、中足、后足。足较粗短，由基节、转节、股节、胫节、跗节组成，跗节又分为3~5个小节。有翅成虫的中胸和后胸各着生一对翅，翅膜质，长条形，长度超过腹部，外端近圆形，前后翅大小、形状和脉序相似。有翅成虫的翅在婚飞后沿翅基缝脱落，所残存的三角形翅基称为翅鳞，终生保留。工蚁和兵蚁无翅。

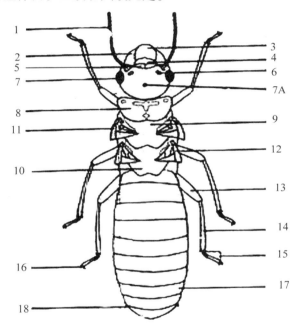

图 8.1　黄翅大白蚁脱翅成虫的外部形态图（仿李桂祥）

1. 触角　2. 上颚　3. 上唇　4. 前唇基　5. 后唇基　6. 单眼　7. 复眼　7A. 囟
8. 前胸背板　9. 中胸背板　10. 后胸背板　11. 前翅鳞　12. 后翅鳞　13. 股节
14. 胫节　15. 跗节　16. 爪　17. 腹节背板　18. 尾须

（三）**腹部**

白蚁的腹部一般呈橄榄形，由10节组成，每节腹板和腹板之间有节间膜相连，尾须短，有毛。外生殖器退化或不明显。雌性有翅成虫的第7腹板显著扩大，其长度也明显大于其他节的腹板，并覆盖着后一腹节的部分腹板。第一腹板退化，可见的最前端的腹板即为第二腹板。

当蚁后的卵巢发育成熟后，腹部变得膨胀，这种现象称为膨腹现象。蚁后各腹节的节间膜和侧膜有较大的伸缩性，可随着腹部孕卵量的增加而伸展。

二 白蚁的生物学特性

（一）白蚁的品级

某些昆虫成群地生活在一起，它们组成一个完整的巢群，巢群内具有明显的等级分化和个体分工，我们把这一类昆虫称为社会性昆虫。社会性昆虫巢群内地位和职能相同、形态上相似的群体称为品级。品级的存在是社会性昆虫的主要生物学特性之一，也是社会性昆虫区别于其他昆虫的重要特征之一。

白蚁的不同个体在胚后发育过程中（包括幼虫期和成虫期），呈现出不同的形态类型，这种现象我们称为多型现象。其成熟个体按生理机能和形态的不同，可分为繁殖蚁、工蚁、兵蚁 3 个品级，各品级比例取决于许多内部因素和外部因素，包括遗传、信息素、激素、环境等。

繁殖蚁分为长翅型、短翅型、无翅型三种类型。有翅成虫经过婚飞脱翅配对后进行繁殖的个体，称为长翅型繁殖蚁，它们是群体的创造者。长翅型繁殖蚁最为常见，它们具有充分发育的复眼。某些种类的白蚁群体发展到一定的规模后，蚁后无法生产足够数量的卵来满足群体的要求，此时群体内一些由幼蚁发育而来具有外生翅芽的若蚁不经过婚飞直接发育成繁殖蚁，这种繁殖蚁被称为短翅型繁殖蚁。其形态特征为：体色较淡，体壁较柔软，有复眼，具有短小的翅芽。部分种类的白蚁当中，当白蚁群体失去长翅型和短翅型繁殖蚁后，完全发育的工蚁能够发育成无翅型繁殖蚁，它们的体色更浅，体壁更为柔软，无复眼，无翅芽，体型如工蚁般大小。

工蚁是群体中数量最多的一个品级。工蚁无翅无眼，虽有雌雄之分但不育。工蚁身体柔软，容易脱水，因此大多数时候只在阴暗、潮湿的环境下活动。工蚁的社会性分工是筑巢、修路、觅食、抚育和喂饲等。除木白蚁科之外，其他科的白蚁都有工蚁品级。

兵蚁和工蚁一样无翅无眼，也有雌雄之分但不育。兵蚁的头部和上颚特化，常被用于种类鉴定。兵蚁无法自行取食而需要由工蚁喂哺，它的主要职能是保卫群体。白蚁是唯一具有真兵蚁品级的社会性昆虫，根据群体内兵蚁品级的情况，白蚁种类可分为无兵蚁种类、单型兵蚁种类和多型兵蚁种类。

（二）白蚁生活史

白蚁属于不完全变态昆虫，它的一生经过卵、幼虫和成虫 3 个阶段。

成熟的白蚁群体中会产生有翅成虫，这些具有繁殖能力的有翅成虫会在合适的时候飞离集体，这种现象我们称为婚飞（又称分飞）。婚飞是白蚁进行分群繁殖的主要途径。

白蚁有翅成虫飞离巢体后不久便会降落下来，然后它们会主动地脱去双翅，雄虫便开始追逐雌虫。配对成功的有翅成虫在条件适宜的地方建立一个新的群体。它们交配、产卵，第一批卵通常会成为工蚁或拟工蚁，它们将担负起抚育幼蚁、修建住所、筑路、觅食等任务。之后，兵蚁开始出现。当群体内产生了有翅成虫时，意味着这个白蚁群体已经成熟，如此周而复始，生生不息。

台湾乳白蚁生活史见图8.2。

白蚁生活史的长短，因种类、食物丰富程度等因素而异。科学家通过实验发现，台湾乳白蚁从婚飞配对开始到产生下一代有翅成虫，需要8~10年的时间。

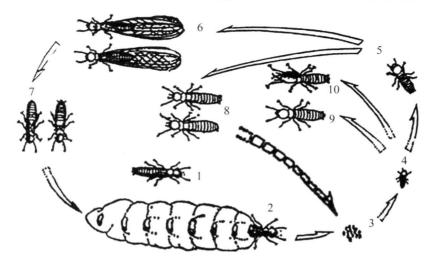

图8.2　台湾乳白蚁生活史

1. 蚁王　2. 蚁后　3. 卵　4. 幼蚁　5. 若蚁　6. 长翅繁殖蚁
7. 脱翅繁殖蚁　8. 补充繁殖蚁　9. 工蚁　10. 兵蚁

（三）白蚁的行为

1. 群体性的巢居生活

白蚁营巢居生活，群体内各个品级的个体实施有组织有分工的活动。群体内白蚁个体数量少则几百头，多则上百万头，无论群体规模大小，这些个体都在同一个生活共同体中，白蚁个体无法离开群体长期生存。

白蚁巢由木质纤维、黏土和沙粒以及白蚁粪便等修筑而成。它是白蚁集中生活的大本营，主要有三大功能：一是保护白蚁个体免受外敌的侵害，为其提供庇护场所和生存空间；二是提供适宜白蚁个体生活且相对稳定的环境；三是作为白蚁个体的部分食物来源。白蚁巢的中央或底部是王宫的所在地，蚁王和蚁后生活于王宫内。

白蚁的蚁巢系统可分为木栖型、地下型、地上筑垅型和树栖型四种类型。一些种类将木栖型蚁巢修筑在干的木材或活树的枝干之内或周围，如木白蚁科的木白蚁属和树白蚁属、鼻白蚁科的长鼻白蚁属、异白蚁属以及乳白蚁属。一些种类将地下型蚁巢完全建于地面以下，如黑翅土白蚁属、黄翅大白蚁属、锯白蚁属和近扭白蚁属。一些种类将地上筑垅型蚁巢筑于地面并使其突出于地表上，如大白蚁亚科和乳白蚁属。一些种类将树栖型蚁巢筑于树的主干或树枝的表面，通常筑蚁路与土壤连接，如象白蚁亚科。

2. 白蚁的食物

低等白蚁（除白蚁科外的其他科）大多取食以纤维素为主要成分的植物。高等白蚁中的小部分种类取食植物，大部分种类取食真菌、土壤、腐殖质等。

（1）活植物。

白蚁取食活的树、草、庄稼等，它们主要取食根和茎，有时也取食活树死去的部分，如枯枝、树皮等。吃活植物的白蚁种类对农作物和园林绿化树木造成危害。

（2）死植物。

白蚁取食死的植物，如木材、枯枝、落叶。另外，白蚁还取食含纤维素的木材加工产品，如纸张、布匹、木地板等。无论低等白蚁还是高等白蚁，都取食死的植物。因此，在热带和亚热带森林中，白蚁分解枯枝落叶，使之快速转化为腐殖质，在森林生态系统中发挥了重要的作用。

（3）菌圃和真菌。

大白蚁亚科的白蚁取食木材、草和枯枝后，在排出的粪便上培养蚁巢伞菌。菌圃的含氮量很高，并含有分解纤维素和木质素的酶。培菌白蚁主要以菌圃和蚁巢伞菌为食。

（4）腐殖质和土壤。

腐殖质和土壤中含有有机物质、碳水化合物、土壤微生物、多酚化合物和氨基己糖。白蚁科的大多数种类，如尖白蚁亚科、方白蚁亚科、白蚁亚科和象白蚁亚科的一部分，取食腐殖质和土壤，它们分布于潮湿的森林和稀树草原。

3. 活动习性

白蚁的活动比较隐蔽，工蚁和兵蚁无眼或退化，活动时畏光，寻找食物时先筑蚁路作掩蔽，防止天敌的侵害和减少体表水分的蒸发。白蚁的工蚁以蚁巢为中心，通过蚁路进行觅食，觅食距离可远达离巢近百米。

白蚁生长发育的最适气温是 25 ~ 30 ℃，一般 16 ℃以上白蚁可以正常活动，37 ℃以上活动和生长受到影响。在长江流域，白蚁春季清明之后日趋活跃，夏、秋两季活动正常，秋末冬初白露以后逐渐回巢越冬。

婚飞是白蚁传播和建立新群体的主要方式。当白蚁群体发展到一定阶段时，巢内开始出现长有外生翅芽的个体，该个体被称为若蚁，正常情况下若蚁将会发育成有翅繁殖蚁。在每年的特定季节，发育成熟的有翅繁殖蚁，会选择在气象条件适宜时集体飞离原来的蚁巢，脱翅配对，寻找适宜的场所建立新的白蚁巢群，这种现象称为婚飞。婚飞是一年中整个白蚁群体最活跃的时期，也是进行白蚁防制的最佳时机。婚飞的有翅繁殖蚁复眼发育正常，具有趋光性。在广东，2~6月份适宜白蚁婚飞。

4. 抚慰和哺育

白蚁群体内个体之间有明显的抚慰行为，个体的蜕皮和身体的清洁需要其他白蚁的帮助。群体中的蚁王、蚁后、兵蚁、幼蚁和若蚁都需要工蚁来喂哺，这种喂哺被称为哺育行为。抚慰和哺育可以非常有效地将化学信息和食物传递至整个群体。例如蚁后产生的化学信息要传递给所有个体，生活于工蚁肠道内的微生物要传递至整个群体，都需要通过抚慰和哺育行为来完成。

第三节　常见白蚁种类的形态特征及生物学特性

一　台湾乳白蚁

（一）形态特征

台湾乳白蚁兵蚁的头部和触角为浅黄色，上颚黑褐色，腹部乳白色。头呈水滴形，头宽 1.07~1.25 mm，上颚为镰刀状，前额中央有发达的额腺，受惊时可分泌白色乳状液体。触角有 14~15 节。前胸背板平坦，较头部狭窄，前缘及后缘中央有缺刻。有翅繁殖蚁的头背面为深黄褐色，胸、腹背面为黄褐色，腹部腹面为黄色，翅为淡黄色，前翅长 10.5~11.7 mm。台湾乳白蚁兵蚁形态见图 8.3。

（二）生物学特性

台湾乳白蚁可在地上、地下及树干内筑巢，其巢外排积物及婚飞孔明显。台湾乳白蚁会危害建筑木材、埋地电缆、贮藏物及农作物等。

1. 分布范围

台湾乳白蚁分布在北纬 33.5° 以南的地区，是广东省危害最严重的白蚁。这种白蚁最早在台湾被发现，现在已扩散到美国南部、西南部各州以及日本、南非、斯里兰卡等国家。

2. 蚁巢的形状、结构和类型

台湾乳白蚁的蚁巢形状是不规则的，依筑巢位置的空间形状而定，可以是圆形、方形、长椭圆形。蚁巢是由泥沙、纤维材料、白蚁的粪便和分泌的唾液粘合而成，巢外围有一层 3~5 cm 的泥土表层，该表层为防水层。巢内有许多同心圆或蜂窝状

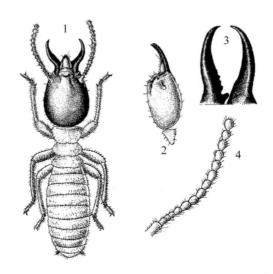

图 8.3　台湾乳白蚁兵蚁形态（仿李桂祥）

1. 背面观　2. 头部和前胸背板侧面　3. 上颚　4. 触角

排列的巢片，在主巢的近中央位置常有一个半月形的王室，周围结构坚固。

蚁巢有主巢和副巢之分。主巢 1 个，内有王宫；副巢 0~5 个，无王宫。白蚁受惊扰时，可以迁巢。巢中 CO_2 的浓度比空气中高出数十至一二百倍。

3. 婚飞

当台湾乳白蚁巢群发育成熟时，巢内就会出现有翅繁殖蚁。台湾乳白蚁一般每年 4~6 月份的 19~20 时婚飞。婚飞对气候条件要求严格，要求气压为 1001.2~1013.2 mmHg，湿度在 85% 以上，温度为 24~35 ℃。婚飞前先由工蚁打开孔口，婚飞的有翅繁殖蚁经飞翔落地，在爬动中脱翅，雌雄追逐配对，寻找适宜的场所建立新的蚁巢。台湾乳白蚁的婚飞往往需要几次才能完成。

4. 蚁巢的初建期

初建的蚁巢一般紧靠木块旁，以获得充足的水分及食料。脱翅成虫建巢后 10 天左右开始产卵，卵粒产出后需经 31~35 天孵化，孵化出的幼蚁要经 3 次蜕皮，经历 8~10 天才能发育为工蚁，21~35 天开始出现兵蚁。

5. 群体的生长发育及成熟年龄

台湾乳白蚁初建巢群的半年到一年内，群体数量很少。随着巢龄的增长，个体数量逐渐增加。据观察，在广州及附近地区，台湾乳白蚁从配对建巢开始，到发育成熟完成一个生活周期约需 8 年。

6. 主巢的外露特征

成熟的台湾乳白蚁巢，常有下列外露特征。

（1）婚飞孔。婚飞孔是有翅繁殖蚁婚飞出去的孔口，常开在蚁巢上方，向阳，方便飞出。婚飞孔多在建筑物的木柱、门框、窗框以及墙边。婚飞孔多呈长条形，长 20~50 mm，宽 2~3 mm。也有的婚飞孔是利用木材裂缝、砖灰缝等，呈不规则的形状、肾状或颗粒状等。婚飞孔大多靠近蚁巢，数量不固定，有几个到十几个不等。

（2）排积物。工蚁筑巢时从巢内推出的经加工的物质，一般是灰褐色或棕色的疏松泥块。排积物通常堆积在蚁巢的外围，但地下巢排积物常不明显。

（3）通气孔。通气孔为主巢调节温度和巢内气体的孔口，直径约 1 mm，上有小泥点封口，在主巢外表面呈不规则状的芝麻点排列。

白蚁主巢不一定具备所有外露特征，有的因环境和季节，只能找到 1~2 个特征，而副巢则没有这些特征。

三　黑翅土白蚁

（一）形态特征

黑翅土白蚁兵蚁的头部呈暗黄色，腹部淡黄色至灰白色。头部为卵圆形，宽 1.27~1.44 mm，上颚呈镰刀状，左上颚内缘前方有一小齿。前胸背板比头部狭，呈元宝形，前缘翘起，前缘两侧各有一条斜向后方的裂沟。有翅成虫的头呈圆形，复眼和单眼呈椭圆形，头胸腹的背面为黑褐色，腹面棕黄色，翅黑褐色，全身有浓密的毛，翅长 24~25 mm。黑翅土白蚁兵蚁的形态见图 8.4。

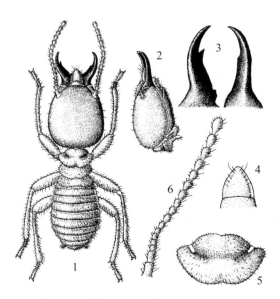

图 8.4　黑翅土白蚁兵蚁形态（仿李桂祥）

1. 全身背面观　2. 头部和前胸背板侧面　3. 上颚　4. 上唇　5. 前胸背板　6. 触角

（二）生物学特性

黑翅土白蚁属土栖性，在地下筑大型巢，巢由许多菌圃组成。其危害对象是堤坝、农林作物，偶尔也危害建筑的木质结构。在南方，黑翅土白蚁常在树干上修筑泥被，蛀食老死的树皮，尤其嗜食含糖分的植物的根、茎，如甘蔗、木薯等。

黑翅土白蚁在 1.0~3.0 m 深的土中筑巢，有时可以筑蚁路伸延到近地面的木家具、木门窗框，危害高度一般为 1 m 以下。黑翅土白蚁主要分布在北纬 35°以南的地区。

1. 婚飞

广东的黑翅土白蚁主要在 3 月下旬至 6 月中旬婚飞。黑翅土白蚁婚飞前由工蚁在主巢的上方地面筑婚飞孔，婚飞孔有几个至一百多个不等，为不规则的土丘状。婚飞时间一般为 18：00~19：30。

2. 巢群的生长发育

婚飞后的有翅成虫脱翅，雌雄配对，迂回爬行，在地面寻找适当的场所建立长约 1 cm 的小腔室（数天后深度可达 10~15 cm）。定居后 6~8 天开始产卵，第一批卵为 30~40 粒，卵孵化期为 26~40 天，兵蚁的出现往往晚于工蚁。

至今尚未在巢群内发现补充繁殖蚁。

黑翅土白蚁巢群的发展可分 5 个阶段。

（1）无菌圃期。蚁巢是一个长 1~2 cm，高 1 cm 的小土室，一般经历半年左右，有白蚁 30~100 头。

（2）单菌圃期。蚁巢为一个长 15~20 cm，高 2~3 cm 的土室，内有一个菌圃。白蚁在土室内堆积食料（草根、树皮），数天后出现一些颗粒状黑褐色的营养物质，这些营养物质逐渐成为疏松的、海绵状的菌圃，菌圃上长出的小白球菌的菌丝可作为白蚁营养来源。白蚁巢需要 1~2 年的时间进入单菌圃期，本阶段白蚁个体 300~500 头。

（3）多菌圃期。白蚁群体有数个菌圃室，互相分开，在最大的菌圃下中央有一个泥质的小王室，蚁数达 5000~100000 头，需时 3~5 年。

（4）巢群成熟期。蚁群中开始出现有翅繁殖蚁的若虫，有王室的菌圃较大，成为主巢，巢中有分层的菌圃和泥骨架。主巢周围有许多卫星菌圃（副巢）。婚飞期，主巢附近的地面出现婚飞孔，这时巢群已历时 8~10 年，群体蚁数已达几十万头到一百多万头。菌圃是土栖培养白蚁类共有的特征，菌圃在适合的土壤和气候条件下可长出鸡枞菌。据观察，在广州，鸡枞菌一般在 5 月下旬至 8 月上旬出现。这种鸡枞菌可作为土栖白蚁巢的指示物。

（5）巢群衰老期。此时菌圃减少，空腔增多，蚁后产卵量减少，群体数也逐渐减少。

白蚁死亡后，蚁巢菌圃的上方长出炭棒菌。炭棒菌常作为水利堤坝防制白蚁后的死巢指示物。

第四节　房屋白蚁危害现场勘查

房屋白蚁的危害现场勘查应该安排在白蚁活跃期进行。现场勘查内容包括白蚁种类、白蚁活动迹象及分布、白蚁婚飞及筑巢情况、房屋外围环境白蚁分布情况、白蚁对房屋建筑的损坏程度（危害等级评定）。

现场勘查应按照自下而上、先室内后室外的顺序进行。不同结构类型的房屋，白蚁危害现场勘查的重点位置也有所不同。

砖木结构房屋的勘查应该重点关注以下位置：木质承重构件（柱、梁、檩、桷）的贴墙、入墙和贴地部位；门、窗、楼梯的贴墙、入墙和贴地部位；房屋渗漏和容易受潮的部位；久未移动的木材、木制品、书籍、衣物等含纤维素的物品。

混合结构和钢筋混凝土结构的房屋，应重点勘查的位置有：木门框和窗框的贴墙、入墙部位；木地板、木墙裙、木天花板、地脚线；中空的墙体或特殊结构；接地的木质杂物；伸缩缝内部及附近位置；首层地面裂缝。

室外勘查应注意树桩、树干表面和树枝断面，以及堆放在地面的木材和杂物。

常用的勘查工具有手电筒、螺丝刀、电钻、可视探测仪、微波探测仪等。

第五节　房屋白蚁防制措施

房屋白蚁防制分为白蚁预防和白蚁灭治两个方面。白蚁预防是指在房屋发生白蚁危害之前采取干预措施，以阻止白蚁危害的产生。白蚁灭治是指发生白蚁危害后对白蚁群体进行治理。

一　白蚁预防措施

（一）化学屏障法

化学屏障法是指采用化学药物处理房屋基础土壤、房屋主体以及木构件，使处理对象含有一定剂量的化学药物，形成一个完整的预防白蚁的屏障。

1. 土壤化学屏障

新建房屋地基周围的土壤，应根据具体的建筑类型设置土壤化学屏障。在设置化学屏障之前，土壤应做好以下准备。

清除土壤中所有含木纤维的杂物及其他建筑废弃物；黏土和坡度较大的地面，应将深度大于等于 50 mm 的土壤表层翻松以蓄留药液；干燥疏松的砂质土壤或透水性好的土壤，应用水淋湿以防止药液流失。

土壤化学屏障包括垂直屏障和水平屏障两种，设置位置和屏障类型应符合表 8.1 的规定。

垂直屏障的设置应符合以下要求：

深度大于等于 300 mm，向下延伸至墙体下方大于等于 100 mm；宽度大于等于 150 mm；药液量为 80~100 L/m^3；紧贴基础和墙体；包围所有进出管道；首尾连接。

水平屏障的设置应符合以下要求：

深度大于等于 50 mm；药液量为 4~5 L/m^3；在垫层下方保持连续，包围所有进出管道；与垂直屏障连接。

表 8.1 土壤化学屏障的设置位置及类型

房屋类型	设置位置	屏障类型
无地下室房屋	墙体两侧	垂直屏障
	室内地坪	水平屏障
有地下室房屋	首层外墙外侧	垂直屏障
注：地下室底板下方不需要设置水平屏障。		

2. 房屋主体和装饰装修的化学处理

房屋主体的化学处理范围见表 8.2。

砌体墙的防白蚁处理应在墙体砌筑完成并基本干透后才能进行，药液喷洒应均匀。建筑施工单位应掌握好施药后砌体的湿度，及时进行抹灰，抹灰前不得再淋水润湿墙面。沉降缝、伸缩缝内的杂物应在封闭之前进行清理，难以清理的，应灌注药液进行处理。除管道竖井和电梯井外，石材或混凝土的表面不得施用白蚁防制药物。

药液使用量和使用浓度可根据现场情况进行调整，但应确保各处理部位在完工后附着的药物有效成分含量达到农药登记证中规定的要求。

装饰装修工程的木构件应进行白蚁预防处理，处理应在木构件加工成型后、防火防潮处理前进行。这里需要注意的是，木饰面板、石膏板、矿棉装饰吸音板不能用药液进行处理，以防止变形、变色。

木构件经白蚁预防药物处理后，应避免重新切割或钻孔；确有必要做局部修整时，对新形成的断面应进行重新处理。

表 8.2　房屋主体的白蚁预防处理范围

处理部位	处理范围
砌体墙	地下室及首层砌体墙的两侧自地面计 800~1000 mm，第 2~30 层外墙内侧及内墙两侧自地面计 400~500 mm
沉降缝、伸缩缝	3 层及以下的沉降缝、伸缩缝两侧及底部
管道竖井、电梯井	3 层及以下楼层的管井内壁
门窗预留洞口	室内所有门窗预留洞口
管道出入口	管道周边宽大于等于 300 mm、厚大于等于 300 mm 的土壤
电缆沟	电缆沟底部及两侧大于等于 300 mm 厚的土壤

3. 监测控制法

监测控制法是指在房屋的周边环境安装监测装置，并在监测装置内放置饵料，定期对白蚁的活动进行监测，在监测装置中发现白蚁入侵后，通过喷粉或者投放饵剂等方式消灭白蚁，控制区域内的白蚁分布密度，从而达到防止白蚁危害房屋建筑的白蚁防制方法。监测控制系统主要包括监测装置、饵料、饵剂等组件，可用于防制乳白蚁和散白蚁。目前的饵剂大多为生长抑制剂类。

监测控制系统一般在室外绿化工程完成后，房屋整体交付使用前进行安装。监测装置一般安装在房屋四周、离外墙 300~1000 mm 的土壤中，安装的间距一般为 3000~5000 mm。监测装置安装之后，应定期进行检查。如在检查过程中发现白蚁进入监测装置，则应采用喷洒粉剂或投放饵剂等措施进行处理。

4. 管网法

管网法是在房屋建筑基础底板和室外散水下方预埋一套具有进药口和出药口的管道网络系统，将白蚁防制药剂注入管道系统后，药剂会通过管壁上的细小的出药口缓慢渗透到周边的土壤当中，以达到预防白蚁入侵房屋的目的。

当注入的药剂失效以后，可以通过管道网络系统再次灌注药液，不必对房屋周边进行开挖或钻孔，是一种高效、方便的白蚁预防方法。

5. 物理屏障法

目前使用最为广泛的物理屏障为不锈钢网和岩石颗粒。

不锈钢网的网眼很小，以至于白蚁无法穿过。地基施工时，将不锈钢网铺设于建筑物底部和周围，以及白蚁有可能入侵的其他部位。在不锈钢网被破坏或锈蚀之前，它将一直保持抵御白蚁入侵的功能，可以长达数十年。

岩石颗粒屏障法，是在建筑物基础和周围以及白蚁有可能入侵的其他部位，铺设一定厚度（150 mm）和一定直径（1.7~2.4 mm）的花岗岩或玄武岩颗粒，以阻止白蚁进入建筑物。

二 白蚁灭治措施

（一）挖巢法

挖巢法适用于乳白蚁的灭治。乳白蚁在室内的蚁巢位置会因为房屋结构类型、建筑材料的不同而有所变化。砖木结构的房屋，乳白蚁的蚁巢常位于木构件与墙体的交接处。混合结构和钢筋混凝土结构的房屋，蚁巢位置变化很大，例如空心墙内、天花板上方、木柜、杂物间、楼梯底等等。

寻找乳白蚁的蚁巢首先需要检查蚁巢的外露特征，并结合墙体和木构件的水渍、变形变色，综合判断蚁巢可能存在的位置，然后用螺丝刀敲击疑似部位，根据声音判断内部是否有空洞，用螺丝刀插入进行试探有无白蚁钻出。也可以钻一个小孔后利用可视探测仪对疑似部位进行观察，或者利用微波探测仪对疑似部位进行检查，当仪器显示可能存在白蚁之后，再行开孔、确认。

气温较低时，绝大部分白蚁个体会回到巢内，此时挖巢效果较好。由于乳白蚁群体可以形成补充型繁殖蚁，挖巢法有时并不能一次性将白蚁群体彻底清除。发现乳白蚁巢之后，先采用喷粉法对蚁巢进行处理，确认群体死亡后再将蚁巢挖出，防制效果更佳。

（二）喷粉法

喷粉法适用于乳白蚁的灭治。将击倒时间较长的慢性杀虫剂喷到白蚁体表，或者喷到白蚁出现的地方使得白蚁黏附药粉，利用白蚁舔吮和交哺等行为，使得药物在白蚁群体之间传递，最终导致整个群体中毒死亡。喷粉法应遵循"见蚁喷药，多点少施"的原则，尽量将药粉喷到白蚁体表，剂量以不影响白蚁正常活动为宜。

散白蚁由于群体数量多而且分散，采用喷粉法之前需要进行充分细致的现场勘查，由于容易遗漏，常需要二次甚至多次处理。

（三）饵剂法

饵剂法是指在白蚁喜食的材料中加入一定剂量的药物，工蚁取食后通过交哺等行为将药物传递给群体的其他成员，最终将整个白蚁群体消灭的方法。饵剂法适用于乳白蚁、散白蚁和土白蚁的灭治。

饵剂投放通常有两种方式：一是直接将饵剂投放在白蚁活动的位置，让白蚁自行取食；二是先诱集一定数量的白蚁，再投放饵剂。

（四）滞留喷洒法

滞留喷洒法适用于散白蚁的灭治。发现散白蚁的位置后应全面喷洒白蚁防制药剂，使散白蚁接触含有药物的土壤或取食含有药物的木材后，中毒死亡。

（五）熏蒸法

熏蒸法适用于堆砂白蚁的灭治。将堆砂白蚁危害的房屋内可能吸附熏蒸剂或容易与熏蒸剂发生化学反应的物品、食物等搬至别处，用尼龙帐篷将房屋罩住封闭后，将熏蒸剂泵入帐篷内并保留一定的时间，最后排放熏蒸剂，移除帐篷。

（六）注射法

注射法适用于堆砂白蚁的灭治。使用电钻在堆砂白蚁危害的木材上钻孔，将白蚁防制药物用注射器注入木材的白蚁隧道内，将其中的白蚁杀死。

白蚁灭治现场操作后，填写好施工记录表（见表8.3）。

表8.3 房屋白蚁治理工程项目施工记录表

项目名称						
项目地址						
房屋概况	房屋结构：		幢数：	层数：		建筑面积：
药物名称			用药量			
监测装置名称			监测装置数量			
使用设备						
施工情况（如安装地下型监测装置需画图标注安装位置）：						
委托单位意见			白蚁防制单位意见			
备注						

施工人员： 施工日期： 年 月 日

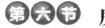

第六节 房屋白蚁危害等级评定

一 白蚁危害等级计算方法

评定单幢房屋建筑的白蚁危害等级时，应将房屋建筑分为木结构、砌体结构、混凝土结构或钢结构三类分别进行。多幢房屋建筑白蚁危害等级评定时，应首先对各单幢房屋建筑进行等级评定，再按有关公式进行计算。

白蚁危害现场调查范围包括房屋建筑构造组成部分、装饰装修部分、家具物品和外围环境。检查单元应该符合以下规定：当自然间面积不大于 15 m²时，以 1 个自然间为 1 个检查单元；当自然间面积大于 15 m²时，每 15 m² 为 1 个检查单元，余下不足 15 m² 的部分记作 1 个检查单元。检查单元内任一部位发现白蚁危害或白蚁活动迹象，应记为 1 个白蚁危害单元。单幢房屋建筑白蚁危害比例按照以下公式计算：

$$P = \frac{M}{N} \times 100\%$$

式中：P 为白蚁危害比例，为百分数；

　　　M 为白蚁危害单元数；

　　　N 为检查单元总数。

三　现场调查

房屋建筑白蚁危害现场调查可采用现场勘查、装置监测和仪器探测等方法。调查内容应包括白蚁种类，白蚁活动迹象及分布，白蚁婚飞和筑巢情况，白蚁危害部位、危害范围及对房屋建筑的损坏程度，外围环境白蚁分布情况。

对单幢房屋建筑进行白蚁危害现场调查时，小型建筑应按检查单元全部调查。小型建筑是指层数小于 5 层，或建筑高度小于 15 m，或单跨跨度小于 15 m，或单体建筑面积小于 3000 m² 的房屋建筑。中、大型建筑的底层房屋应按检查单元全部调查，其他楼层抽检单元总量不少于 50 个。

对多幢房屋建筑进行白蚁危害现场调查时，房屋建筑总数不大于 50 幢的，应全部调查；房屋建筑总数大于 50 幢的，可抽样调查，但调查数量不应少于 50 幢，且比例不应小于 10%。调查结果填入房屋白蚁危害等级调查评定表（表 8.4）。

表 8.4　房屋白蚁危害等级调查评定表

一、房屋概况					
名称/幢号			建造年份		
结构类型			层数		
建筑面积			底层面积		
二、白蚁危害情况					
检查单元数			白蚁危害单元数		
□白蚁种类	危害单元数	危害比例/%	承重构件危害情况		婚飞情况
□乳白蚁			□有	□无	□有　□无

续表

□散白蚁			□有	□无	□有	□无
□堆砂白蚁			□有	□无	□有	□无
□土白蚁（大白蚁）			□有	□无	□有	□无
□其他白蚁			□有	□无	□有	□无
其他情况说明						
调查人			调查时间	年　　月　　日		

三、委托人意见 签名：　　　　　年　　月　　日	
四、评定意见	
初评等级	签名：　　　　　年　　月　　日
审定等级	签名：　　　　　年　　月　　日
五、备注	
六、附件	

三　各类型房屋建筑白蚁危害等级评定标准

（一）单幢木结构房屋建筑白蚁危害等级评定标准

（1）单幢木结构房屋建筑符合下列情况之一的，白蚁危害等级为Ⅰ级。

房屋建筑外围环境发现乳白蚁、散白蚁、土白蚁或大白蚁等白蚁活动迹象。

房屋建筑内发现散白蚁危害，其危害比例小于10%，且其危害高度小于2 m，未发现其婚飞，未发现承重构件受其危害。

房屋建筑内发现堆砂白蚁或楹白蚁危害，其比例小于10%，且未发现承重构件受其危害。

房屋建筑内发现土白蚁或大白蚁危害，其危害比例小于10%，且未发现其婚飞和未发现承重构件受其危害。

房屋建筑内发现除乳白蚁外的多类白蚁危害，白蚁危害比例小于10%，且未发现承重构件受白蚁危害。

（2）单幢木结构房屋建筑符合下列情况之一的，白蚁危害等级为Ⅱ级。

房屋建筑内发现乳白蚁危害，其危害比例小于10%，且未发现其婚飞，亦未发现承重构件受其危害。

房屋建筑内发现散白蚁危害，其危害比例大于等于10%且小于30%；或其危害高度大于等于2 m；或发现其婚飞，但未发现承重构件受其危害。

房屋建筑内发现堆砂白蚁或楹白蚁危害，其危害比例大于等于10%且小于30%，但未发现承重构件受其危害。

房屋建筑内发现土白蚁或大白蚁危害，其危害比例大于等于10%且小于30%；或发现其婚飞，但未发现承重构件受其危害。

房屋建筑内发现除乳白蚁外的多类白蚁危害，白蚁危害比例大于等于10%且小于30%，未发现承重构件受白蚁危害。

（3）单幢木结构房屋建筑符合下列情况之一的，白蚁危害等级为Ⅲ级。

房屋建筑内发现乳白蚁危害，其危害比例大于等于10%；或发现其婚飞，或发现其已对承重构件造成危害。

房屋建筑内发现散白蚁危害，其危害比例大于等于30%；或发现其已对承重构件造成危害。

房屋建筑内发现堆砂白蚁或楹白蚁危害，其危害比例大于等于30%；或发现其已对承重构件造成危害。

房屋建筑内发现土白蚁或大白蚁危害，其危害比例大于等于30%；或发现其已对承重构件造成危害。

房屋建筑内发现多类白蚁危害，白蚁危害比例大于等于30%；或发现白蚁已对承重构件造成危害。

（二）单幢砌体结构房屋建筑白蚁危害等级评定标准

（1）单幢砌体结构房屋建筑符合下列情况之一的，白蚁危害等级为Ⅰ级。

房屋建筑外围环境发现乳白蚁、散白蚁、土白蚁或大白蚁等白蚁活动迹象。

房屋建筑内发现散白蚁危害，其危害比例小于10%；或发现其婚飞的检查单元占比小于3%，且未发现承重构件受其危害。

房屋建筑内发现堆砂白蚁或楹白蚁危害，其危害比例小于10%，且未发现承重构件受其危害。

房屋建筑内发现土白蚁或大白蚁危害，其危害比例小于10%，且未发现其婚飞，未发现承重构件受其危害。

房屋建筑内发现除乳白蚁外的多类白蚁危害，白蚁危害比例小于10%，且未发现承重构件受白蚁危害。

（2）单幢砌体结构房屋建筑符合下列情况之一的，白蚁危害等级为Ⅱ级。

房屋建筑内发现乳白蚁危害，其危害比例小于10%，且未发现其婚飞，未发现承重构件受其危害。

房屋建筑内发现散白蚁危害，其危害比例大于等于 10% 且小于 30%；或发现其婚飞的检查单元占比大于等于 3% 小于 5%，且未发现承重构件受其危害。

房屋建筑内发现堆砂白蚁或楹白蚁危害，其危害比例大于等于 10% 且小于 30%，且未发现承重构件受其危害。

房屋建筑内发现土白蚁或大白蚁危害，其危害比例大于等于 10% 且小于 30%；或发现其婚飞，且未发现承重构件受其危害。

房屋建筑内发现除乳白蚁外的多类白蚁危害，白蚁危害比例大于等于 10% 且小于 30%，且未发现承重构件受白蚁危害。

（3）单幢砌体结构房屋建筑符合下列情况之一的，白蚁危害等级为Ⅲ级。

房屋建筑内发现乳白蚁危害，其危害比例大于等于 10%；或发现其婚飞；或发现其已对承重构件造成危害。

房屋建筑内发现散白蚁危害，其危害比例大于等于 30%；或发现其婚飞的检查单元占比大于等于 5%；或发现其已对承重构件造成危害。

房屋建筑内发现堆砂白蚁或楹白蚁危害，其危害比例大于等于 30%；或发现其已对承重构件造成危害。

房屋建筑内发现土白蚁或大白蚁危害，其危害比例大于等于 30%；或发现其已对承重构件造成危害。

房屋建筑内发现多类白蚁危害，白蚁危害比例大于等于 30%；或发现白蚁已对承重构件造成危害。

（三）单幢混凝土结构或钢结构房屋建筑白蚁危害等级评定标准

（1）单幢混凝土结构或钢结构房屋建筑符合下列情况之一的，白蚁危害等级为Ⅰ级。

房屋建筑外围环境发现乳白蚁活动迹象。

房屋建筑内发现散白蚁危害，其危害比例小于 10%；或发现其婚飞的检查单元占比小于 5%。

房屋建筑内发现堆砂白蚁或楹白蚁危害，其危害比例小于 10%。

房屋建筑内发现土白蚁或大白蚁危害，其危害比例小于 10%。

房屋建筑内发现除乳白蚁外的多类白蚁危害，白蚁危害比例小于 10%。

（2）单幢混凝土结构或钢结构房屋建筑符合下列情况之一的，白蚁危害等级为Ⅱ级。

房屋建筑内发现乳白蚁危害，其危害比例小于 10%；或发现其婚飞的检查单元占比小于 3%。

房屋建筑内发现散白蚁危害，其危害比例大于等于 10% 且小于 30%；或发现其婚飞的检查单元占比大于等于 5% 且小于 10%。

房屋建筑内发现堆砂白蚁或楹白蚁危害，其危害比例大于等于 10% 且小于 30%。

房屋建筑内发现土白蚁或大白蚁危害，其危害比例大于等于 10% 且小于 30%。

房屋建筑内发现除乳白蚁外的多类白蚁危害，白蚁危害比例大于等于 10% 且小于 30%。

（3）单幢混凝土结构或钢结构房屋建筑符合下列情况之一的，白蚁危害等级为Ⅲ级。

房屋建筑内发现乳白蚁危害，其危害比例大于等于 10%；或发现其婚飞的检查单元占比大于等于 3%。

房屋建筑内发现散白蚁危害，其危害比例大于等于 30%；或发现其婚飞的检查单元占比大于等于 10%。

房屋建筑内发现堆砂白蚁或楹白蚁危害，其危害比例大于等于 30%。

房屋建筑内发现土白蚁或大白蚁危害，其危害比例大于等于 30%。

房屋建筑内发现多类白蚁危害，其危害比例大于等于 30%。

第七节　小黄家蚁防制

小黄家蚁，又称法老小家蚁，隶属昆虫纲、膜翅目、蚁科、切叶蚁亚科、小家蚁属。小黄家蚁常在室内栖息和活动，容易对食品、餐具和衣物造成污染，有时会爬行到人体上造成骚扰和影响睡眠，同时在觅食过程中又会传播病菌，对人体健康构成一定的危害。

一　形态特征

小黄家蚁是一种社会性昆虫，具有多形性，雌蚁、雄蚁和工蚁的形态并不相同。

雌蚁体长为 3~4 mm，全身淡黄至暗红色，头、胸及腹柄淡黄色或橙黄色，腹部黑色，基部有一圈颜色与胸部相同。头部近方形，头后不具凹缘。中胸背板长，稍凸；后胸背板具沟，横凹。腹柄长，第一腹柄节楔形，稍宽；第二腹柄节凸圆，其宽度稍大于长度，并且较第一腹柄节宽。

雄蚁外形与雌蚁相似，体长为 2.5~3.5 mm，营巢后翅即脱落，仅留有翅痕。

工蚁体长为 2.2~2.4 mm，黄褐色，腹部后半部分背面呈深褐色，头、胸及腹柄节有微细皱纹和小颗粒。触角有 12 节，柄节长度超过头部的后缘，末端的 3 节长而大。前胸中胸背板愈合呈圆弧形，中胸背板和后胸背板之间的缝明显。腹部为长卵形，光滑有光泽，有刚毛；第一腹柄节呈楔形，顶端略圆，前端突出部分稍长，第二腹柄节球形。小黄家蚁的工蚁形态见图 8.5。

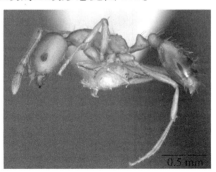

图 8.5　小黄家蚁的工蚁（自 April Nobile）

二　生活史

小黄家蚁是完全变态昆虫，生活史包括卵、幼虫、蛹和成虫 4 个时期。

在室温 25~27 ℃条件下，工蚁从卵发育为成虫约需 37 天，雄蚁和雌蚁的发育历期为 40 天左右。

工蚁的最长寿命为 9~10 周，雌蚁的最长寿命为 39 周。雄蚁的寿命与其生殖行为有关，羽化后交配的次数和频率越高，寿命越短，寿命一般不超过 3 周。

三　生物学特性

（一）分布

小黄家蚁原为热带的蚂蚁种类，随着人类活动和贸易的日益频繁，到 20 世纪 70 年代已经遍布世界各地。在我国，小黄家蚁主要分布于长江以南，近年来北京等北方城市不断有发生蚁害的报道。

（二）生活习性

小黄家蚁常在室内温暖、隐蔽的位置营巢穴，如墙壁缝隙、水池旁缝隙、暖气管道与墙壁接触处、花盆底部、闲置物品内部、线槽内部甚至家用电器内部。小黄家蚁昼夜均有活动，活动场所与食物存放地点密切相关，一般来说以经常放置食物的厨房和餐厅客厅最为常见。

成熟的雌蚁和雄蚁均有翅，但少飞翔，常深居巢穴，交配和产卵均在巢内进行。雌蚁一生可产卵 350~450 粒。群体内大部分个体都是工蚁，它们承担着觅食、筑巢、保卫、清洁、饲育幼蚁等任务。

（三）食性

小黄家蚁为杂食动物，食物种类非常广泛，尤其喜欢取食甜香食品和动物性食品，如糖、蜂蜜、蛋糕、奶制品、水果、肉类、骨头等。人类的食物小黄家蚁几乎都会取食。此外，昆虫尸体、人体分泌物如痰液、脓血等也会被小黄家蚁取食。

（四）季节消长和活动

小黄家蚁的季节消长和活动与温度密切相关。每年惊蛰后，当气温上升至 9 ℃以上时，小黄家蚁开始出巢活动；清明以后，气温升至 15 ℃以上时，活动开始频繁。由于小黄家蚁主要栖息在人的居室内，其种群数量的动态变化除了受到自然气候的影响外，更主要的还是受室内小气候变化影响。在自然条件下，工蚁出巢活动的数量每年 3~9 月份变化平稳；10 月份以后室外气温下降，小黄家蚁的行动迟缓并逐渐返回巢穴。冬季时如果室内使用暖气，小黄家蚁则与其他季节一样正常活动。

（五）扩散

小黄家蚁的扩散途径包括主动扩散和被动扩散两种方式。

1. 主动扩散

小黄家蚁主动扩散的原因主要是种群内部变化。当一个群体内的个体数量过多，造成生存空间不足或食物短缺的时候，需要寻找新的栖息地或者食物，原有的小黄家蚁种群这时有可能出现"分群"或"搬迁"现象。主动扩散的另一种原因是外在因素，例如栖息环境受到干扰和破坏。小黄家蚁主动扩散的距离有限，速度也较缓慢，这类扩散可发生在室内，由一处扩散到另一处，也可通过墙壁缝隙、管道、门窗缝隙扩散到邻居家中。

2. 被动扩散

小黄家蚁个体不大，侵染食品和物品后不易被察觉，这使得小黄家蚁通过交通工具在较短时间内便可以被携带至遥远的地方。小黄家蚁和许多其他外来入侵生物一样，因为被动扩散，成为世界广布的种群。

四 防制措施

根据小黄家蚁的生物学特性，我们应采用综合防制的措施，即以环境防制为基础，化学防制为重点，并辅以其他防制手段。

（一）环境防制

保持室内外干净整洁，管理好食物，是控制小黄家蚁最根本和最有效的方法。妥善保管好食物，尤其是糖、蜂蜜、饼干等食品应该密封保存。保持地面清洁，及时清理生活垃圾，定期用吸尘器清除细小的食物残渣、碎屑。定时清除房屋周边的枯枝落叶、石块、杂物和生活垃圾。

加强检查，检查室内特别是厨房是否存在孔洞和缝隙，及时堵塞，防止蚂蚁栖息。注意检查外来物品如盆栽、木质包装箱等是否携带小黄家蚁，避免带入室内。

（二）物理防制

当发现小黄家蚁出现在室内但是数量不多时，可以考虑采用物理的方法进行处理，例如按压、拍打、开水烫杀等方法。如果发现小黄家蚁巢穴，可以将物品连同巢穴整体移除，或者采用开水烫杀的方式进行处理。

（三）化学防制

1. 触杀法

触杀法就是采用气雾剂或用喷雾器对准蚂蚁或蚂蚁巢进行喷洒，或者在蚂蚁经常出现的位置撒布灭蚁粉剂。触杀法的优点是见效快，可以迅速将小黄家蚁杀灭而且效果直观，但很难一次处理彻底，往往需要重复处理多次，处理前还应将室内的食物、灶台、餐桌餐具等物品移开或覆盖。

2. 毒饵诱杀法

一般来说，采用毒饵诱杀法防制社会昆虫的一次性成功率比较高，这种方法同样适用于小黄家蚁。

防制小黄家蚁的饵剂由蚂蚁喜欢取食的食物诱饵与化学药剂混合而成，适口性好、引诱力强，对非靶标动物安全，一般还具有迟发性和连锁作用等特点。防制人员应先观察蚂蚁的活动区域，尽量找出蚂蚁巢穴或主要通道，在小黄家蚁活动频繁处或巢穴附近放置毒饵，如毒饵颗粒较粗，可用玻璃瓶滚动压成粉粒投放。外出觅食的工蚁发现毒饵后会将其搬运回巢，与种群内的幼蚁和蚁后相互交哺，使得化学药剂在整个种群间传递，从而达到消灭整个巢穴的目的。

毒饵诱杀法具有用药量少、使用方便、经济、安全、靶标指向性强等优点。目前在我国取得登记用于防制蚂蚁的饵剂有效成分主要有茚虫威、氟虫腈、氟蚁腙、呋虫胺、吡虫啉、噻虫嗪。

第八节　操作技能训练

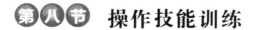 白蚁危害现场勘查

（一）用品准备

准备手电筒、螺丝刀、电钻、记录表、笔。

（二）操作步骤

（1）询问住户，了解白蚁危害情况，了解发现白蚁的位置、时间，是否进行过处理，等等。

（2）检查房屋内是否存在排积物、婚飞孔、通气孔等蚁巢的外露特征。

（3）检查地面、墙体是否有蚁路，蚁路内是否有白蚁活动；检查木构件是否变色变形、是否有白蚁蛀食痕迹。

（4）敲击怀疑内部存在白蚁危害的部位，根据声音判断内部是否存在空洞。

（5）在可能存在白蚁危害的部位，用电钻或螺丝刀钻孔，根据阻力判断内部是否被白蚁危害；敲击小孔周边位置，观察是否有白蚁爬出。

（三）注意事项

（1）按照先室内后室外，先楼下后楼上的顺序进行检查。

（2）记录勘查结果，不漏项。

（3）确定危害种类，结合房屋结构类型、检查单元数和危害单元数，对房屋白蚁危害等级进行评定。

（4）根据白蚁种类制定防制方案。

二 喷粉法灭白蚁

（一）用品准备

准备手电筒、螺丝刀、电钻、喷粉器。

（二）操作步骤

1. 个人防护

穿长袖工作服，戴口罩、帽子，戴手套，穿工作鞋。

2. 检查工具

（1）检查手电筒、电钻的电量是否充足。

（2）检查喷粉器是否漏气。

（3）检查喷粉器的药粉量，一般以容积的 1/4~2/3 为宜。

3. 蚁巢喷粉

（1）用螺丝刀在蚁巢外壁等距离钻 3~4 个孔；孔洞的深度以到达蚁巢中心位置为宜。

（2）孔洞被蚁巢碎屑堵塞时，用螺丝刀插入孔洞几次将其清除。

（3）待白蚁从孔中爬出后，手握喷球，将喷嘴对准孔口，按压喷粉球囊，将药粉喷入蚁巢。

（4）依次对所有开孔喷粉处理，每处喷粉 4~5 次。

（5）最后用卫生纸堵塞各个孔口。

4. 婚飞孔、白蚁危害位置喷粉

（1）用螺丝刀轻轻挑开婚飞孔，或者在白蚁危害处用电钻或螺丝刀钻一个小孔。

（2）用螺丝刀轻敲洞口附近位置。

（3）待白蚁从孔中爬出后，手握喷球，将喷嘴对准孔口，按压喷粉球囊，将药粉喷入婚飞孔或白蚁危害物内。

（4）用卫生纸堵塞各个孔口。

（三）注意事项

（1）粉剂应该密封、干燥保存，防止受潮后堵塞喷嘴影响操作。

（2）喷粉操作人员应佩戴口罩，防止吸入药粉。

（3）蚁路施药时应控制好药量，以不堵塞蚁路为宜。

（4）潮湿环境下采用喷粉法，药效可能会受到影响。

（5）找到蚁巢后，不建议采用挖巢的方法，在蚁巢内喷施粉剂可以确保防制效果。

（6）喷粉后 1~2 周应进行一次防制效果检查。

三　地下型白蚁监测站的安装

（一）用品准备

地下型白蚁监测站、钻孔设备、卷尺、小铁铲、油性笔、记录表。

（二）操作步骤

（1）操作人员戴干净的棉质手套，穿长袖工作服和长裤。

（2）向业主了解房屋周围的地下管线分布情况，安装监测站时应避开地下管线位置。

（3）测量房屋的周长，按照 3000~5000 mm 的安装间距，计算需要安装监测站的数量。

（4）用油性笔对装置逐一编号。

（5）以房屋的东南侧作为监测站的安装起点，该处装置编号为 01 号。

（6）确认监测站的安装位置后，用钻孔设备钻孔。安装位置应距离建筑物外墙 300~1000 mm。

（7）将监测站的外壳塞入安装孔内，用泥土将监测站和孔洞之间的缝隙填平压实，保证外壳与外侧土壤紧密接触。

（8）将饵料塞入监测站内，旋紧监测站的顶盖。

（9）在房屋平面图上，标记监测站的安装位置。

（10）用相机记录监测站的安装位置。

（11）按照 3000～5000 mm 的间距，顺时针方向依次安装余下各监测站。

（三）注意事项

（1）地下型白蚁监测站的安装位置应避开药物土壤屏障区域。

（2）监测站应尽可能安装在有白蚁活动迹象或利于白蚁生存活动的地方。

（3）安装位置如人为活动频繁，可在装置上面覆土 3～5 cm。

（4）安装监测站时，应戴干净的棉质手套，避免污染饵料。

思考题

1. 社会性昆虫有什么特点？

2. 简述台湾乳白蚁的生活史。

3. 蚁巢一般有哪些外露特征？

4. 简述黑翅土白蚁巢群的各个发展阶段。

5. 试述化学屏障法的优点和缺点。

6. 白蚁预防措施中，监测控制法与化学屏障法相比，有何优缺点？

7. 为什么即使发现了乳白蚁巢，也不提倡采用挖巢法？

8. 为什么粉剂法不适合用于防制散白蚁？

9. 饵剂法防制白蚁有什么优点？有什么缺点？

10. 试述小黄家蚁的主要生物学特性。

11. 为什么采用毒饵诱杀法防制小黄家蚁的一次性成功率比较高？

第九章　消毒卫生与防护

学习目标

1. 了解消毒术语与定义。
2. 掌握常用消毒方法。
3. 掌握公共场所消毒方法。
4. 掌握消毒安全与防护。
5. 掌握消毒个人防护用品的穿脱技能。

第一节　消毒术语与定义

一　消毒、灭菌

　　消毒是预防疾病、促进健康的重要措施，广泛用于传染病的预防控制、突发公共卫生事件、自然灾害（地震、洪涝灾害、泥石流）等。做好消毒工作，可阻断传染病的发生与流行，促进社会经济的发展。

　　消毒是指杀灭或清除传播媒介上的病原微生物，使之达到无害化的处理。用于消毒的药物称为消毒剂，消毒剂不一定要求能杀灭所有的微生物。根据已知的传染源或开展消毒的目的可将消毒分为预防性消毒和疫源地消毒。预防性消毒是指在没有明确的传染源存在时，对可能受到病原微生物污染的场所和物品进行消毒，如生活中的防病消毒，医院非感染病区进行的消毒，对医疗用品、医疗器械、公共物品、公共场所、交通工具、饮水、餐具等进行的消毒。需要进行预防性消毒的物品和场所，一般都有一定的卫生学指标要求，必须将其细菌总数控制在规定值以下。疫源地消毒是针对传染源排出的病原微生物所污染的范围进行消毒，根据消毒的时间又可分为随时消毒和终末消毒两种情况。

灭菌是指杀灭或清除传播媒介上的所有微生物（包括芽孢），使之达到无菌程度。用于灭菌的药物称为灭菌剂，必须能杀灭所有的微生物，灭菌剂也作为消毒剂来使用。经过灭菌的物品称无菌物品。用于需进入人体内部，包括进入血液、组织、体腔的医用器材，如手术器械、注射用具、一切置入体腔的引流管等，要求绝对无菌。

消毒与灭菌是两个不同的要求。消毒处理不一定都能达到灭菌要求，而灭菌一定可以达到消毒的目的，所以消毒不能代替灭菌。一般情况下，消毒多用于卫生防疫方面，灭菌则主要用于医疗护理。

消毒必须遵循以下几个原则。

（一）明确主要对象

应具体分析引起感染的途径、涉及的传播媒介物及病原微生物的种类，有针对性地使用消毒剂。

（二）采取适当的方法

根据消毒对象选择简便、有效、不损坏物品、价格适中的消毒与消毒方法。在选择方法时应考虑如下几个方面。

1. 病原微生物的种类

消毒工作中遇到的病原微生物种类很多，它们对各种消毒处理的耐受性亦不一样。其中细菌芽孢对大多数消毒处理的耐受力比其他类型微生物强得多，大多数消毒剂，如酚类、季铵盐类、醇类、胍类等，不能杀灭细菌芽孢。只有使用较强的热力与辐射处理或高水平消毒剂、灭菌剂处理，才能取得较好的效果，所以一般都以细菌芽孢作为最难消毒的指示菌代表。结核分枝杆菌对消毒剂的耐受力为中等，介于细菌芽孢和细菌繁殖体之间。许多消毒剂具有抗菌和抗真菌作用，可杀灭真菌孢子。大多数消毒剂可以杀灭病毒。一般来说亲水性病毒，如腺病毒、轮状病毒、脊髓灰质炎病毒、鼻病毒、微小病毒（ss DNA）、甲肝病毒，以及其他肠道病毒等，对消毒剂不敏感。介于细菌芽孢和细菌繁殖体之间的亲脂性病毒，如埃博拉病毒、艾滋病病毒、正粘病毒、副粘病毒、疱疹病毒、痘苗病毒、冠状病毒、乙肝病毒以及其他有包膜病毒等，对消毒剂敏感。金黄色葡萄球菌、某些革兰氏阴性杆菌、细菌繁殖体以及螺旋体、支原体、立克次氏体与衣原体等，它们对消毒剂的耐受力最差，常用的消毒方法一般都可收到较好的效果。

2. 消毒的范围

消毒的范围应根据病原微生物可能污染的范围来确定，也可以根据病原微生物监测结果来确定。

3. 处理对象的性质

同样的消毒方法对不同性质的物品，效果往往不一样。例如，对垂直墙面的消毒，如为油漆的光滑表面，药物不易停留，使用冲洗或药物擦拭的方法效果较好；如对粉刷的粗糙表面消毒，较易浸湿，以喷雾处理为好。不适用过氧化氢低温等离子体进行灭菌，如多孔性材料如棉布、纸类等；使用环氧乙烷气体熏蒸消毒时，对易于吸收药物的布类、纸类效果较好；对于不吸收环氧乙烷的表面，如金属等消毒，则需时较长。小件耐湿的物品采用直接浸泡消毒。

此外，还应考虑对处理对象的损害问题，尽量避免破坏消毒对象的使用价值和造成环境污染。例如，用高压蒸汽皮毛制品进行消毒，用环氧乙烷熏蒸赛璐珞制品，用高浓度过氧乙酸或含氯消毒剂浸泡棉织品，用煤酚皂溶液多次长时间浸泡乳胶手套，等等，都可使处理对象遭到不同程度的损坏。对于食品、餐具等，应注意不要使用有毒或具有恶臭的消毒剂处理。

4. 消毒现场的特点

消毒时必须考虑消毒现场具备的条件，以及现场环境对消毒效果的影响。如对室内环境表面消毒时，密闭性好的房屋，可使用过氧乙酸熏蒸或汽化过氧化氢消毒法；密闭性差的只能使用液体消毒剂喷洒或擦拭法。对空气消毒时，通风条件较好而外界空气又清洁的地区，可以利用自然换气法；通风不良、污染空气长期滞留的建筑物内，则必须使用药物熏蒸或气溶胶喷雾方法。

使用消毒方法还应考虑人和环境的安全问题。在人烟稠密的市区内，不宜使用大量具有刺激性的气体消毒剂，否则对周围居民健康影响大。使用易燃易爆的消毒产品时，应避免火源，否则易引起燃烧爆炸事故。对大量污水、粪便的化学处理，需考虑是否会引起公害。

（三）控制影响效果的因素

许多因素会影响消毒剂及其消毒效果，而且各种消毒剂对这些因素的敏感性差异很大。

1. 微生物的种类

不同类型的病原微生物对消毒剂抵抗力不同，因此，进行消毒时必须区别对待。

细菌繁殖体易被消毒剂杀灭，一般革兰氏阳性细菌对消毒剂较敏感，革兰氏阴性杆菌则常有较强的抵抗力。繁殖体对热敏感，消毒方法以热力消毒为主。

细菌芽孢对消毒因子耐力最强，杀灭细菌芽孢最可靠的方法是热力灭菌、电离辐射和环氧乙烷熏蒸法。在化学消毒剂中，戊二醛、过氧乙酸能杀灭芽孢，但可靠性不如热力灭菌法。

病毒对消毒因子的耐力因种类不同而有很大差异，亲水病毒的耐力较亲脂病毒强。

真菌对干燥、日光、紫外线以及多数化学药物耐力较强，但不耐热（60 ℃时1 h可杀灭）。

2. 微生物的数量

污染的微生物数量越多，需要消毒的时间就越长，剂量越大。

3. 有机物的存在

有机物在微生物的表面形成保护层，妨碍消毒剂与微生物的接触或延迟消毒剂的作用，以致微生物逐渐产生对药物的适应性。

有机物和消毒剂作用，形成溶解度比原来更低或杀菌作用比原来更弱的化合物。一部分消毒剂与有机物发生了作用，则对微生物的作用浓度降低。

有机物可中和一部分消毒剂。消毒剂中重金属类、表面活化剂等受有机物影响较大，对戊二醛影响较小。

4. 温度的影响

随着温度的升高，消毒剂的杀菌作用增强，但温度的变化对各种消毒剂影响不同。如甲醛、戊二醛、环氧乙烷的湿度升高 1 倍时，杀菌效果可增加 10 倍，而酚类和酒精受温度影响小。

5. pH 值

pH 值从两个方面影响杀菌作用：一是对消毒剂的作用，改变其溶解度和分子结构；二是 pH 值过高或过低对微生物的生长均有影响。在酸性条件下，细菌表面负电荷减少，阴离子型消毒剂杀菌效果好。在碱性条件下，细菌表面负电荷增多，有利于阳离子型消毒剂发挥作用。

二 预防性消毒

预防性消毒是指在未发现传染源情况下，对可能被病原体污染的物品、场所和人体进行消毒。如公共场所消毒、运输工具消毒、饮水及餐具消毒、饭前便后洗手均属此类。医院中手术室消毒，免疫受损严重的病人（如骨髓移植病人）预防性隔离及消毒措施亦为预防性消毒。

预防性消毒应遵循以下几个原则。

（1）没有出现病人或无症状感染者的场所，通常以清洁卫生为主，预防性消毒为辅。当面临传染病威胁或者人群密集性活动时才有必要进行消毒。

（2）外环境原则上不需要消毒，不应对室外空气进行消毒。很少用手触及的场所，如地面、绿植、墙面、宣传栏等，没有明确受到呕吐物、分泌物、排泄物污染时，不需要消毒。室外健身器材、公共座椅等人群使用较为频繁的物品，可增加清洁频次，如有明确污染时，进行表面消毒。

（3）社区、单位不需要对进入的人员、汽车、自行车及其携带的物品等进行消毒。

（4）通常情况下，室内下水管道不需要定期消毒。

（5）消毒剂对物品有腐蚀作用，特别是对金属腐蚀性很强，对人体也有刺激。残留消毒剂对环境造成污染，对物品造成损毁，要适度精准消毒。

三　终末消毒

在传染病防控过程中，需对传染源存在的环境进行随时消毒和终末消毒。

终末消毒是指在传染源住院隔离、病愈或死亡后，对其原居住场所的消毒。及时进行终末消毒，杀灭或清除传染源遗留下来的病原微生物，是疫源地消毒的一个重要措施。

终末消毒需要根据流行病学调查结果确定现场消毒的范围、对象和时限。病例和隐性感染者（无症状感染者）居住过的场所，如家庭、医疗机构隔离病房、转运工具等应进行随时消毒。在病例出院或死亡后，隐性感染者（无症状感染者）核酸检测转阴后均应进行终末消毒。

终末消毒应遵循以下几个原则。

（1）医疗机构应尽量选择一次性诊疗用品，非一次性诊疗用品应首选压力蒸汽灭菌，不耐热物品可选择化学消毒剂或低温灭菌设备进行消毒或灭菌。

（2）环境物体表面可选择含氯消毒剂、过氧乙酸、二氧化氯等消毒剂擦拭、喷洒或浸泡消毒。

（3）手、皮肤建议选择有效的消毒剂如碘伏等或速干手消毒剂擦拭消毒。

（4）室内空气消毒可选择过氧乙酸、二氧化氯或过氧化氢等消毒剂喷雾消毒。

（5）所用消毒产品应符合国家卫生健康部门管理要求。

第二节　常用消毒方法

一　浸泡消毒

浸泡是化学消毒中常用的方法。浸泡消毒是指将待消毒物品洗刷干净后，全部浸没于消毒剂溶液内进行消毒的处理方法。新发呼吸道传染病消毒时，一般用于耐湿小件的器械、玻璃器皿、餐（饮）具、衣物等对象的消毒。

（一）使用要求

消毒剂溶液应将物品全部浸没。对导管类物品，应使管腔内也充满消毒剂溶液。作用至规定时间后，取出用清水冲净，干燥。根据消毒剂溶液的稳定程度和污染情况，及时更换消毒剂溶液。

（二）注意事项

（1）表面不洁会影响消毒的效果。对有病原微生物污染的物品应先浸泡消毒，清洗干净，再消毒或灭菌处理；对仅沾染污物的物品应清洗去污垢后再浸泡消毒。

（2）挥发性消毒剂要加盖消毒。

（3）使用可连续浸泡消毒的消毒液（如戊二醛、邻苯二甲醛）时，消毒物品或器械应洗净沥干后再放入消毒液中，并注意有效成分的浓度变化，及时添加或更换消毒液。

（4）浸泡中途添加物品，需重新计时。

（5）一般情况下，消毒剂不可与其他化学品混用，以防发生化学反应造成意外事故。

三 擦拭消毒

擦拭消毒是指用布巾、地巾或其他擦拭物浸以消毒剂溶液，或湿巾擦拭物体表面进行消毒的处理方法。新发呼吸道传染病消毒时，一般用于办公用具、生活用具、家具、玩具、器械和设备等光滑的表面，以及医院和实验室等环境表面的消毒。

（一）使用要求

需要消毒时，用干净的布巾等浸以消毒剂溶液，依次往复擦拭拟消毒物品表面。必要时，比如在托幼机构进行环境物表消毒时，或对医疗器械等精密仪器进行擦拭消毒时，待作用至规定的时间后，用清水擦洗，去除残留消毒剂，以减轻可能引起的腐蚀、漂白等损坏作用。

（二）注意事项

（1）不要将使用后的布巾或地巾（拖把）重复浸泡。重复浸泡会造成清水、消毒液的二次污染，布巾或地巾会成为细菌的散播源。使用后应放入污物桶内，集中清洗消毒，晾干备用。

（2）污物可导致消毒剂有效浓度下降，因此表面污物较多时，应适时增加消毒液浓度，防止有机物对消毒剂有效浓度的影响。

（3）在不同病房或区域进行清洁消毒时，应及时更换布巾或地巾（拖把），必要时与水桶、手套等均配套分区使用，并用颜色标识管理。

（4）一次性使用的消毒湿巾受到污染时或擦拭无水迹时应丢弃，并注意开启后的有效期。

（5）季铵盐类消毒剂易被吸附，比如 1 g 棉球浸入 0.1%~0.2% 的季铵盐溶液中，可吸附 1.58 g 药剂，这对纤维本身消毒效果好，但溶液中消毒剂浓度则大大降低。因此，在使用布巾浸以季铵盐类消毒剂进行擦拭消毒时，应适当增加其浓度。

（6）擦拭时应全面，防止遗漏。

三 喷雾消毒

喷雾消毒分为常量喷雾消毒和气溶胶喷雾消毒。常量喷雾主要用于大面积的物体表面消毒，气溶胶喷雾是对空间进行空气消毒。常量喷雾的雾滴粒径在 200～400 μm。气溶胶喷雾其产生的雾滴粒径为 6～50 μm，在额定喷速下，90%喷射出的药液雾滴直径集中在 15～20 μm，这类粒径的雾滴可长时间悬浮于空气中。新发呼吸道传染病消毒时，气溶胶喷雾一般用于有空气或飞沫污染风险情况下的疫源地现场的空气消毒。

采用常量喷雾对物体表面进行消毒时，可使用过氧乙酸、二氧化氯、含氯消毒剂或含溴消毒剂，粉剂、泡腾片和液体剂型均可。喷雾器械为常量手压式（蓄电池）喷雾器或机动大功率喷雾器。

发生呼吸道传染病时，常用气溶胶喷雾方法进行空气消毒，可使用过氧化氢、过氧乙酸、二氧化氯等消毒剂，应首选液体剂型的过氧化物类消毒剂。使用喷雾器械为超低容量喷雾器或气溶胶发生器。不同消毒剂使用浓度稍有不同，但喷雾有效成分含量一般不高于 2 g/m³。气溶胶喷雾时应关闭门窗将喷头呈 45°向上喷雾、从左到右边喷边退，从内到外依次进行。

注意事项：喷雾器械应按照说明书进行安装，各连接部位拧紧，以免消毒液浸泡后容易损坏。消毒剂应溶解彻底，消毒液应配制均匀。消毒作业时消毒人员应穿戴个人防护用品，避免病原体及消毒剂对自身的伤害。定时为电池充电，若设备长时间不使用应将电池卸下。

四 气体熏蒸消毒

气体熏蒸消毒法是指在专用消毒柜（或箱）与消毒袋中，用消毒剂气体（如环氧乙烷等）对物品进行消毒或灭菌的处理方法。这种方法适用于医疗器械、衣物、书籍、皮革制品、精密仪器等畏湿怕热和怕腐蚀物品、器具的消毒与灭菌。

第三节 公共场所消毒

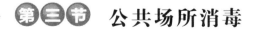

一 公共场所类型

公共场所是供公众从事社会生活的各种场所的总称。是人口集中，容易传播传染病的地方。

根据《公共场所卫生管理条例》规定，公共场所共有 7 大类 28 种：

（1）宾馆、饭馆、旅店、招待所、车马店、咖啡馆、酒吧、茶座；

（2）公共浴室、理发店、美容店；

（3）影剧院、录像厅（室）、游艺厅（室）、舞厅、音乐厅；

（4）体育场（馆）、游泳场（馆）、公园；

（5）展览馆、博物馆、美术馆、图书馆；

（6）商场（店）、书店；

（7）候诊室、候车（机、船）室、公共交通工具。

其中商场、医院候诊室、高铁、火车、汽车站的候车室、机场候机室为重点场所，高铁、火车、汽车、飞机等交通工具需要重点消毒。

二 公共场所消毒基本原则

（1）消毒效果可靠。所用的消毒剂和消毒器必须有确实的消毒效果，且影响消毒效果的因素较少，按规定的使用方法、剂量和作用时间使用，应能保证达到各类公共场所要求控制的微生物指标。针对不同消毒对象，应按照消毒剂规定的使用浓度、作用时间和消毒方法进行消毒，以确保消毒效果。

（2）对使用者和人群安全。消毒后的残留物和使用过程中的挥发物，对使用者和接触人群不应造成伤害。消毒剂具有一定的毒性、刺激性，配制和使用时应注意个人防护。几乎所有的化学消毒剂和大多数物理消毒法对消毒物品会有不同程度的损坏。在选择消毒方法时，必须考虑消毒方法对消毒对象的适应性，使消毒造成的损失尽可能小。使用有一定的腐蚀性的消毒剂时，注意消毒后用清水擦拭，防止对消毒物品造成损坏。任何消毒剂的大量使用都可能对环境造成污染，包括对水体、空气和环境用品、表面的污染。在选择消毒方法时，应尽量选择对环境污染小的消毒方法。

（3）所使用的消毒剂应是有卫生安全评价报告的正规产品，应在有效期内。

（4）其他人群密集场所及临时性大型室内活动场所消毒方法参考上述原则。

三 公共场所物体表面消毒

（一）医疗卫生服务机构内公共场所和公共用品的消毒

对医疗卫生服务机构内公共场所的物品一般按 Ⅲ 类环境物品要求，可用浸泡、擦拭和喷洒法消毒，消毒对象为门把手、电话机、床头柜、桌面、凳子、一般诊疗器材、水龙头、污染的墙面、地面等，可采用含有效氯 250～500 mg/L 的消毒液做擦拭、喷雾或浸泡消毒，作用 15～30 min；也可使用含醇和洗必泰或聚六亚甲基胍的消毒液，配成含洗必泰或聚六亚甲基胍 3000~5000 mg/L 的消毒液，擦拭、喷洒，作用 15~30 min，或浸泡消毒物品；或用含过氧乙酸 1000 mg/L 或过氧化氢 3000 mg/L 的消毒液擦拭表面或浸泡消毒，作用 15~30 min。每天应消毒 1~2 次，当有传染病流行时，应每天多次消毒，传染病门诊应每接诊 1 个病人消毒 1 次。

厕所、便池、下水道每天用有效溴或有效氯含量为 1000 mg/L 的消毒溶液冲洗，停留 30 min，然后用流动水冲去残留的消毒剂。

（二）宾馆、饭店、茶馆、酒吧

地面、墙壁、电梯，以及经常使用或触摸的物体表面如门窗、柜台、桌椅、门把手、话筒、洗手池等表面部位，每天进行湿式清洁，并保持这些部位或物体表面的清洁干燥。必要时可采用含二氧化氯 50~100 mg/L 或有效氯含量为 250~500 mg/L 的含氯消毒溶液拖擦或喷洒，作用 15~30 min。耐湿物品必要时用含二氧化氯 50~100 mg/L 或有效氯含量为 250~500 mg/L 的消毒溶液浸泡 30 min；也可用含醇和洗必泰或聚六亚甲基胍的消毒液，配成含洗必泰或聚六亚甲基胍 3000~5000 mg/L 的消毒液，擦拭、喷洒，作用 15~30 min，或浸泡消毒物品；电脑的键盘和鼠标定期用 75% 的乙醇擦拭消毒。其他的办公设施，如传真机和电话的擦拭消毒也可用上述方法处理。不适合用以上消毒剂的，可使用 75% 酒精、3000 mg/L 季铵盐类化合物擦拭消毒，作用 15~30 min。每天至少 1 次。传染病流行期间或发现疑似传染病病人时，应增加消毒次数或采取及时消毒。

床单、被套、枕套等织物清洗后消毒。这类织物首选物理消毒方法，耐热耐湿的可用流通蒸汽（100 ℃）作用 20~30 min 或煮沸消毒作用 15~30 min。不耐热的物品可用化学法消毒，在有效氯含量为 250 mg/L 的消毒溶液中浸泡 30 min 或用含二氧化氯的消毒洗衣粉浸泡洗涤消毒，清洗晾干后备用。

重复使用的拖鞋可用含二氧化氯 50~100 mg/L 或有效氯含量为 1000 mg/L 的消毒溶液浸泡 30 min，清洗晾干后备用。

卫生间内的便池、下水道每天用有效氯含量为 1000 mg/L 的消毒溶液冲洗，停留 30 min，然后用流动水冲去残留的消毒剂。

垃圾桶内的垃圾要及时清运，未清运的垃圾应置于有盖的桶内，每天用有效氯含量为 1000 mg/L 的消毒溶液喷洒垃圾桶内外表面。

（三）商场等购物场所

保持室内外环境整洁。电梯间、卫生间及顾客经常性接触、使用的器具，如桌椅、沙发、门把手、水龙头、公用扶手、护栏、柜台、货架、公用电话、席位、席位上的垫片、旅客座椅上的头片、墙面、地面、洗漱盆、浴盆、抽水马桶等应每天进行湿式清洁，必要时（如疑有致病微生物污染时）进行消毒处理。消毒时可用含二氧化氯 50~100 mg/L 或有效氯含量为 250~500 mg/L 的含氯消毒溶液拖擦或喷洒，作用 15~30 min。耐湿物品必要时用含二氧化氯 50~100 mg/L 或有效氯含量为 250~500 mg/L 的消毒溶液浸泡 30 min；也可用含醇和洗必泰或聚六亚甲基胍的消毒液，配成含洗必泰或聚六亚甲基胍 3000~5000 mg/L 的消毒液，擦拭、喷洒，作用 15~30 min，或浸泡消毒物品，或用 1000~2000 mg/L 复合季铵盐消毒液进行擦拭消毒，作用 30 min 以上，消毒过后用清水擦拭。每天至少在营业前消毒 1 次，根据客流量调整消毒次数。

（四）储水容器、游泳池

（1）二次供水水箱的消毒。应先将水箱内的水抽尽，用长柄刷蘸取洗涤剂进行洗刷，洗刷后用清水冲洗干净，将冲洗的水放尽。将二氧化氯配制成有效含量为 50~100 mg/L 的消毒液，用于喷洒或擦拭水箱壁和底部，使水箱充分湿润，作用 15 min 后，用自来水冲洗干净，将冲洗水抽出，再放入自来水，在自来水中按 5 mg/L 加入二氧化氯消毒剂，以消毒管道和水箱清洗后的首箱自来水。6~10 月每月清洗消毒 1 次，其余月份每 2 个月清洗消毒 1 次。消毒后，水箱注入水后要达到自来水厂供应水的标准。

（2）游泳池的消毒。用洗涤剂将游泳池壁和底面进行洗刷，再用清水冲洗干净，将冲洗水放尽。将含二氧化氯 50~100 mg/L 或有效氯含量为 250~500 mg/L 的消毒溶液喷洒于或擦拭游泳池壁和底面，使池壁和底面充分湿润，作用 15~30 min。消毒后，用自来水冲洗。放入自来水后，按 5 mg/L 浓度加入二氧化氯或含氯消毒剂。每换 1 次水，消毒 1 次。消毒后游泳池中的水要达到游泳池水水质标准。

（五）公共交通工具

对各类公共交通工具及等候室的消毒，包括公共汽（电）车和长途汽车及车站，火车、轻轨及其车站，飞机和机场，出租车，商用旅游车，轮船及码头等。应保持环境整洁，地面无废弃物和痰迹等。对物体表面消毒，如对等候室内的地面、墙壁以及经常使用或触摸的物体表面如座椅、门窗、门把手、水龙头、洗手池、便池等部位，应经常用清洁的湿抹布擦抹，保持无积尘，无污垢，可用有效氯含量为 250~500 mg/L 或含 500~1000 mg/L 过氧乙酸消毒液拖擦或喷洒，每天 1~2 次。消毒作用时间为 30 min。当发现传染病人时，在病人离开后，立即用上述方法消毒。在有传染病流行时，可用上述方法每天进行数次消毒。

公共交通工具的车门、车身内壁、司机方向盘、乘客扶手、座位、拉手等部位要用清洁的湿抹布勤擦洗，保持清洁。每天最后一班车应对上述表面用含有效氯 250~500 mg/L 的消毒液喷洒或擦拭。车的座椅套应保持清洁，每周用含有效氯 250~500 mg/L 消毒液浸泡 30 min 后用清水冲净、晾干。当发现传染病病人，病人离开后立即用上述消毒方法消毒。在传染病流行时，车辆到达终点站后用上述方法消毒。有空调的公共交通工具，应对空调滤网进行清洗消毒，每月清洁消毒 1 次，可将其浸泡于有效氯含量为 250~500 mg/L 的消毒液中，30 min 后，用清水冲净、晾干。

公共交通工具及等候室内卫生间的卫生设施应保持完好和清洁，卫生间内无积水、无积粪、无明显臭味。消毒时，便池、下水道须每天用有效氯含量为 1000 mg/L 的消毒溶液冲洗，停留 30 min，然后用流动水冲去残留的消毒剂。

（六）文化娱乐场所

对顾客经常触摸的部位（扶手、电梯按钮、3D 眼镜、门把手、话筒等）进行预防性消毒，可以用 250~500 mg/L 有效氯消毒液或 1000~2000 mg/L 复合季铵盐消毒液进行擦拭消毒，作用 30 min 以上，消毒过后用清水擦拭。每天至少在营业前消毒一次，可根据客流量增加消毒次数。有条件的可以使用紫外线消毒柜对 3D 眼镜、话筒等公用物品进行消毒。

（七）幼托机构

教室（活动室）表面主要包括墙面、地面以及可以搬动的小型器物和不宜搬动的大型家具表面。须对这些表面每天进行湿式清洁，室内地面采用湿式清扫法。每次在开饭前 15~30 min，用 250 mg/L 含氯消毒剂擦拭饭桌，待干后使用。定期或当发生传染病时可对教室（活动室）四壁、门窗、地面、桌椅、围栏和大型家具的表面用 250~500 mg/L 含氯消毒剂擦拭，消毒时可直接将消毒液喷洒到物体表面，并按照由左及右、由上及下的顺序进行，作用 30 min 后用清水洗净。耐热的小型器物可用煮沸法消毒 15~30 min；不耐热的小型器物可用 500 mg/L 含氯消毒剂等浸泡 30 min 处理。

1. 玩具的消毒

玩具和大型玩乐器械的表面应定期用清水清洗，可以使用洗涤剂或抗菌清洁剂与温水清洗，以加强污垢的去除效果，有缝隙的玩具还可用刷子刷洗。被传染病病孩污染过的玩具，要用化学消毒处理法处理，可根据玩具的制作原料选择适宜的消毒方法。

（1）塑料、橡皮、木器玩具可用 250~500 mg/L 有效氯消毒液浸泡 20~30 min，消毒后用清水将残留药物冲净。

（2）图书、纸质物品、长毛绒等玩具可用臭氧熏蒸或在太阳下暴晒不小于 8 h。

2. 空调系统消毒

在对空气消毒处理后还应对空调滤网进行清洗消毒，每月清洁消毒 1 次，可浸泡于有效氯含量为 250~500 mg/L 的消毒液中 30 min，再用清水冲净晾干。

3. 卫生间的消毒、便器的消毒

地面每天用清水拖擦清洁，当发现肠道传染病流行时可用含有效氯 500 mg/L 的消毒剂拖擦，每天 2 次。

（八）学校

教室、宿舍、教师办公室、会议室、学生实验室、图书室、体育活动场所、浴室、卫生保健科（卫生室）和厕所等公共区域内经常使用或触摸的物体表面如地面、墙壁、电梯、门窗、讲台、课桌椅、门把手、水龙头、话筒、洗手池、卫生间等须每天湿式清扫，必要时用 0.05% ~ 0.1% 过氧乙酸溶液或有效氯含量为 250 ~ 500 mg/L 的消毒溶液消毒。消毒原则为先上后下、先左后右，由内向外进行擦拭或喷雾消毒，作用时间不少于 30 min，然后用清水与干净的抹布擦去残留的消毒剂。

（九）各类展览馆、博物馆、美术馆、图书馆、阅览室、会议室（厅）

地面、过道、墙面、电梯以及经常使用或触摸的物体表面如门窗、柜台、门把手、水龙头、桌椅、话筒、洗手池等，须每天用清水进行擦洗。地面除用湿式扫除方式清扫之外，还应根据使用频率做定期消毒。消毒时可用含有效氯 250~500 mg/L 的消毒液或 50~100 mg/L 的二氧化氯消毒液拖、擦或喷洒，上、下、左、右依次进行，作用时间 30 min。地面消毒时应先由外向内喷洒药液一次，药量约为 200 ~ 300 mL/m^2，然后再由内向外重复喷洒一次。墙面的消毒高度一般为 2.0 ~ 2.5 m，消毒液量应视墙质而定。在传染病流行期间或有明确污染的情况下，应每天或每次使用后进行上述消毒。

四 空气消毒

传染病主要分为肠道传染病、呼吸道传染病、媒介传染病等。只有当呼吸道传染病暴发流行时，才需要进行有效的空气消毒。

（一）医疗卫生服务机构内公共场所

应对诊疗室、候诊厅、病房的空气采取消毒措施，使其洁净度达到相应环境的标准，即空气中的细菌总数小于 500 cfu/m^3。一般情况下，开窗通风即可。在寒冷季节和夏季使用空调，不能开窗通风时，可采用下述措施。

（1）使用过氧化氢空气消毒剂。采用喷雾法，过氧化氢含量为 3%，按 15 mL/m^3 计算用量。喷洒后，密闭门窗作用 30 min。

（2）过氧乙酸喷雾或熏蒸。把过氧乙酸配成有效含量为 2% 的水溶液，按 15 mL/m^3 喷雾，作用 30 min。

（3）气化过氧化氢消毒。通过发生器将液态 H$_2$O$_2$ 转化为 HPV 系统（湿法）与 VHP 系统（干法）。按设备的使用说明书使用。

（4）紫外线灯照射。采用波长为 253.7 nm 紫外线灯，要求按每立方米空间达到 1~1.5 W，照射 30 min 以上。

（5）使用空气消毒机。可选用静电吸附式空气消毒机、紫外线空气消毒机或臭氧空气消毒机等。空气消毒机可以在有人的情况下使用。

一般情况下，每天结束门诊后消毒 1 次，第二天上班后开窗 15 min。当有传染病流行时，应每天至少消毒两次，上午、下午结束门诊后各消毒 1 次。传染病门诊应每天至少消毒 2 次。呼吸道传染病门诊应安装可连续消毒的空气消毒机，接诊过程中均应开机消毒。

（二）宾馆、饭店、茶馆、酒吧

宾馆、饭店、茶馆、酒吧等处的空气消毒首选自然通风，可开窗通风换气。使用空调时应确保安全通风换气。加强室内通风，保证有足够的新风输入；做好空调与通风设施的定期清洁和消毒。

呼吸道传染病流行期间或空气质量差时，可采用下述措施。

（1）使用过氧化氢空气消毒剂。采用喷雾法，过氧化氢含量为 3%，按 15 mL/m³ 计算用量。喷洒后，密闭门窗作用 30 min。

（2）过氧乙酸喷雾或熏蒸。把过氧乙酸配成有效含量为 2% 的水溶液，按 15 mL/m³ 喷雾，作用 30 min。

（3）空气消毒机。可选用静电吸附式空气消毒机、紫外线空气消毒机或臭氧空气消毒机等。安装和使用，须按卫生部门批准的说明书执行。

呼吸道传染病流行期间应每天至少消毒 2 次。

（三）商场等购物场所

商场等购物场所应确保安全通风换气。加强室内通风，保证有足够的新风输入。通风条件不良的建筑，宜采用风扇加强通风换气。做好空调与通风设施的定期清洁工作，过滤网与过滤器每周清洗 1 次，整个系统每年至少彻底清洗 1 次。呼吸道传染病流行期间应每周对运行的空调通风系统冷却塔、空气处理机组、送风口、冷凝水盘等设备和部件进行清洗、消毒或更换。

（四）公共交通工具及等候室

公共交通工具及等候室首选自然通风，尽可能打开门窗通风换气。使用空调系统时，应保证有充足的新风输入，排风扇每月清洗、消毒一次。先用自来水冲去挡板上的积尘，去除污垢，然后用有效氯含量为 250~500 mg/L 的消毒液浸泡 30 min，用清水冲净，晾干。

当发现传染病病人时，应立即进行消毒，可用过氧化氢空气消毒剂，采用喷雾法，过氧化氢含量为 3%，按 15 mL/m³ 计算用量。喷洒后，密闭门窗作用 30 min。或用过氧乙酸喷雾或熏蒸，把过氧乙酸配成有效含量为 2% 的水溶液，按 15 mL/m³ 喷雾，作用 30 min。在传染病流行时，可用上述方法每天喷雾消毒 2~3 次。

传染病流行期间应每周对运行的空调通风系统冷却塔、空气处理机组、送风口、冷凝水盘等设备和部件进行清洗、消毒或更换。

（五）文化娱乐场所

文化娱乐场所首选自然通风，可开窗通风换气。电影院、KTV、剧院应适当延长接台时间，有条件的可在每次接台间隙开窗通风，无开窗条件的，开启空调新风系统强排以增加换气次数，时间不低于 15 min。做好环境清理，应使用湿式清扫以减少粉尘扩散。每天停止营业后，有条件的集中开窗（门）通风不少于 1 h，无开窗条件的则开启空调强排措施，不少于 15 min。对于集中空调送风系统回风口，每天停止营业后将其过滤网拆卸用有效氯含量为 2000 mg/L 的消毒剂浸泡消毒 1 次，不少于 30 min，然后用清水冲洗、晾干。或选择复合季铵盐消毒液，按使用说明书操作。

使用空调时应确保安全通风换气。加强室内通风，保证有足够的新风输入；做好空调与通风设施的定期清洁和消毒。

在传染病流行期间或发现疑似传染病病人时，可采用下述措施。

（1）使用过氧化氢空气消毒剂。采用喷雾法，过氧化氢含量为 3%，按 15 mL/m³ 计算用量。喷洒后，密闭门窗，作用 30 min。

（2）过氧乙酸喷雾或熏蒸。把过氧乙酸配成有效含量为 2% 的水溶液，按 15 mL/m³ 喷雾，作用 30 min 。

（3）使用空气消毒机。可选用静电吸附式空气消毒机、紫外线空气消毒机或臭氧空气消毒机等。安装和使用，须按卫生部门批准的说明书执行。

呼吸道传染病发生流行期间，应每周对运行的空调通风系统冷却塔、空气处理机组、送风口、冷凝水盘等设备和部件进行清洗、消毒或更换。

（六）托幼机构

托幼机构应开窗通风，每天至少 2 次，每次 15~30 min。

当有呼吸道传染病发生时，对室内空气可用以下方法消毒。

（1）使用过氧化氢空气消毒剂。采用喷雾法，过氧化氢含量为 3%，按 15 mL/m³ 计算用量。喷洒后，密闭门窗，作用 30 min。

（2）过氧乙酸喷雾或熏蒸。把过氧乙酸配成有效含量为 2% 的水溶液，按 15 mL/m³ 喷雾，作用 30 min。

（3）气化过氧化氢消毒。通过发生器将液态 H_2O_2 转化为 HPV 系统（湿法）与 VHP 系统（干法）。按设备的使用说明书使用。

（4）紫外线灯照射。采用波长为 253.7 nm 低臭氧或无臭氧紫外线灯，在灯管上安装铝制反光罩，悬挂于天花板下，离地 2~2.5 m 处。也可用移动式紫外线灯装置。消毒时灯的功率以每立方米不少于 1.5 W 计算，每次照射时间大于 30 min，消毒时房间内应保持清洁干燥，并在无人情况下使用。

（5）使用空气消毒机。可选用静电吸附式空气消毒机、紫外线空气消毒机或臭氧空气消毒机等。空气消毒机可以在有人的情况下使用。

（6）空调系统消毒。在对空气消毒处理后还应对空调滤网消毒。可用消毒液浸泡或擦拭消毒，消毒后用清水冲净、晾干。传染病流行期间应每周对运行的空调通风系统冷却塔、空气处理机组、送风口、冷凝水盘等设备和部件进行清洗、消毒或更换。

（七）学校消毒

学校室内空气消毒首选自然通风，尽可能打开门窗，促进空气流通。通风条件不良的建筑，宜采用风扇加强通风换气。使用空调设备的场所，确保安全通风换气，加强室内通风，保证有足够的新风输入。做好空调与通风设施的定期清洁工作，过滤网与过滤器每周清洗 1 次，整个系统至少每年彻底清洗 1 次。

传染病流行期间应每周对运行的空调通风系统冷却塔、空气处理机组、送风口、冷凝水盘等设备和部件进行清洗、消毒或更换。

（八）各类展览馆、博物馆、美术馆、图书馆、阅览室、会议室（厅）

这些地方的空气消毒首选开窗通风换气，每天不少于 3 次，每次 30 min。

当有呼吸道传染病发生时，对室内空气可用以下方法消毒。

（1）使用过氧化氢空气消毒剂。采用喷雾法，过氧化氢含量为 3%，按 15 mL/m³ 计算用量。喷洒后，密闭门窗，作用 30 min。

（2）过氧乙酸喷雾或熏蒸。把过氧乙酸配成有效含量为 2% 的水溶液，按 15 mL/m³ 喷雾，作用 30 min。

（3）气化过氧化氢消毒。通过发生器将液态 H_2O_2 转化为 HPV 系统（湿法）与 VHP 系统（干法）。按设备的使用说明书使用。

（4）使用空气消毒机。可选用静电吸附式空气消毒机、紫外线空气消毒机或臭氧空气消毒机等。空气消毒机可以在有人的情况下使用。

传染病流行期间应每周对运行的空调通风系统冷却塔、空气处理机组、送风口、冷凝水盘等设备和部件进行清洗、消毒或更换。

第四节 消毒安全与防护

一 消毒防护要点

（一）头面部防护用品

头面部防护用品主要用于呼吸道的防护。常用的有以下几种。

（1）一次性使用医用口罩。其执行标准为《一次性使用医用口罩》（YY/T 0969—2023）。适用情形：普通门诊、病房的医务人员，普通民众购物、逛街、乘坐公共交通工具、日常办公、参加会议及其他非人员密集场所。

（2）医用外科口罩。其执行标准为《医用外科口罩》（YY 0469—2023）。适用情形：普通门诊、病房工作医务人员；人员密集场所的工作人员，如机场、火车站等人员较多、相对密闭的场所的工作人员；接触人员较多的警察行政人员或服务人员等；保安、快递等从业人员；居家隔离人员及其家人；普通民众去医疗机构、人员密集场所也建议佩戴医用外科口罩。

（3）颗粒物防护口罩（KN95、N95 等）。KN95 口罩执行我国国家标准《呼吸防护　自吸过滤式防颗粒物呼吸器》（GB 2626—2019）。N95 口罩执行美国国家职业安全卫生研究所（National Institute for Occupational Safety and Health，NIOSH）的标准。颗粒物防护口罩的适用情形为短时间（<30 min）接触有可疑相关症状的患者。

（4）医用防护口罩。执行标准为《医用防护口罩技术要求》（GB 19083—2010）。适用情形：较长时间（≥30 min）接触有可疑相关症状的患者、疑似和确诊呼吸道传染病患者，接触可能产生喷溅的呼吸道传染病患者或进行检测等产生气溶胶的操作。

（5）护目镜、防护面罩（屏）。适用情形：近距离接触有可疑相关症状的患者、疑似和确诊呼吸道传染病患者，接触可能产生喷溅的呼吸道传染病患者或进行检测等产生气溶胶的操作。

（6）半（全）面罩、动力送风过滤式呼吸器。其执行标准为《呼吸防护　动力送风过滤式呼吸器》（GB 30864—2014）。适用情形：针对呼吸道传染病有症状的密切接触者、疑似病例、确诊病例、无症状感染者，进行可能有体液喷溅或产生气溶胶操作时使用。

（二）躯干部防护用品

1. 隔离衣

（1）主要特点：对血液、体液、分泌物等有一定的阻隔作用，面料应能阻止轻微液体的渗透，袖口应为弹性收口。

（2）适用情形：远距离（>1 m）接触有可疑相关症状的患者、短时间近距离接触有可疑相关症状的患者、对密切接触者观察等。

2. 普通防护服

（1）主要特点：对颗粒物有较好的过滤作用，对血液、体液、分泌物等无阻隔作用，并且没有抗液体渗透性能。

（2）适用情形：短时间接触有可疑相关症状的患者。

3. 医用防护服

（1）执行标准：其符合《医用一次性防护服技术要求》（GB 19082—2009）的要求。

（2）主要特点：袖口、脚踝口应为弹性收口，针缝的针眼应密封处理，具有良好的防水、抗血液穿透性能。

（3）适用情形：较长时间接触有可疑相关症状的患者、疑似和确诊呼吸道传染病患者，接触可能产生喷溅的呼吸道传染病患者或进行检测等产生气溶胶的操作。

（三）四肢防护

1. 手套

（1）主要特点：弹性好，不易破损，手套长度能包裹袖口。

（2）适用情形：临床诊疗、护理、操作、流行病学调查、实验室检验时使用；接触患者、操作生物样本、处理医疗废物垃圾、消毒时使用。

2. 鞋套

（1）主要特点：防水，防渗透，不易破损，长度应能包裹至脚踝以上。

（2）适用情形：对新发呼吸道传染病病例进行诊疗、护理、操作、调查、采样、清洁、消毒时使用。

二　消毒环境安全

消毒是疫情防控的重要环节，但消毒要适度。在室外环境中，因空气流通、紫外线等有利因素，不利于病毒存活，一般情况下是不需要消毒的。车辆轮胎消毒后仍然会接触到地面，这只会造成消毒用品和资源的浪费。

化学消毒剂进行空气消毒仅用于室内环境且无人情况下的消毒；外环境（如马路、广场、草坪）不应喷洒消毒剂。局部环境明确受到传染源污染时，也只要进行一次终末消毒处理。大范围、反复多次地喷洒消毒剂有造成环境污染的风险；往人体大量喷消毒剂包括强迫通过消毒通道可能使消毒剂经呼吸吸入，经皮肤吸收，有损害人体健康的风险。

过度消毒不仅危害人体健康，而且还会危害生态环境。长期大量使用消毒剂、灭菌剂，会使微生物产生抗药性，灭菌效果大大降低，而且残留在环境中的化学物质越来越多，成为新的污染源。科学已证明，醛酚类、有机氯等化学物质长时间滞留在环境中，会进入食物链，通过生物富集作用，危害人类健康。过量的消毒剂直接或间接地进入或被雨水带入空气、水体、土壤后，不仅造成二次环境污染，还破坏了空气、水体、土壤等环境介质的生态平衡。有些微生物是环境介质中有益而不可缺少的分解者。滥用消毒剂在杀死有害细菌的同时也会杀死这些有益而不可缺少的分解者，这必然会破坏环境介质中的生物链关系。

因此，要规范使用消毒剂。在复产企业、复工工地、畜禽养殖场、小区、农贸市场等的日常消毒过程中，应坚持预防为主，正确适量使用消毒用品。各地要积极宣传正确有效的消毒措施，避免消毒场所因过度使用消毒用品，或随意倾倒消毒废水而导致地下水污染。要严格处理消毒废水：医疗机构、相关定点隔离场所及研究机构要严格执行国家标准的有关要求，对医疗污水和废弃物进行分类收集，集中处理，确保稳定达标排放。加强对医疗污水消毒的监督管理，严禁未经消毒处理或处理未达标的医疗污水排放。要强化饮用水水源地监管：对饮用水水源地周边的污染源做消毒工作时，要严格管控消毒液使用量和使用频次，做好剩余消毒液的规范收集处理，禁止将消毒液散排到饮用水水源地。同时，要加大宣传力度，引导群众树立健康卫生理念，养成良好的生活习惯，禁止随意倾倒消毒废水。

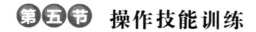

第五节 操作技能训练

一　非连体防护服（及用品）的穿脱

（一）非连体防护服的穿戴

（1）戴口罩。一只手托着口罩，扣于面部适当的部位，另一只手将口罩带戴在合适的部位，压紧鼻夹，紧贴于鼻梁处。戴医用防护口罩或全（半）面具呼吸器时需做气密性检查。

（2）戴上护目镜或防护面罩。

（3）戴帽子。戴帽子时，注意双手不接触面部。

（4）穿隔离衣或防护服。

（5）穿长筒靴或保护性鞋套。

（6）检查手套气密性，戴上手套，将手套套在防护服袖口外面。

（二）非连体防护服的脱卸

（1）离开隔离室或污染区域。在隔离室外厅脱卸（不能污染其他的人）。

（2）摘掉手套，将里面朝外，放入黄色的感染性医用废弃物袋中。

（3）进行手卫生。

（4）脱掉隔离衣或防护服及鞋套，将里面朝外，放入黄色的感染性医用废弃物袋中。

（5）进行手卫生。

（6）将手指反掏进帽子，将帽子轻轻摘下，将里面朝外，放入黄色的感染性医用废弃物袋中。摘下护目镜或面罩，重复使用的可直接放入消毒液内消毒，或放入黄色的双层感染性医用废弃物袋中送指定地点消毒。

（7）进行手卫生。

（8）摘掉口罩。先将下面的口罩带摘下，再将上面的口罩带连同口罩一起摘下，注意双手不接触面部。

（9）进行手卫生。

二 连体防护服（及用品）的穿脱

（一）连体防护服的穿戴

（1）戴一次性帽子。

（2）戴口罩或全（半）面具呼吸器。戴医用防护口罩或全（半）面具呼吸器时需做气密性检查。

（3）戴上护目镜或防护面罩（全面具无须佩戴）。

（4）穿连体防护服（戴上防护服帽子）。

（5）穿长筒靴或保护性鞋套。

（6）检查手套气密性，戴上手套，将手套套在防护服袖口外面。

（二）连体防护服的脱卸

（1）离开隔离室或污染区域。在隔离室外厅脱卸（不能污染其他的人）。

（2）摘掉手套（如戴双层手套，先脱掉外层手套），将里面朝外，放入黄色的感染性医用废弃物袋中。

（3）进行手卫生。

（4）脱掉防护服及鞋套，将里面朝外，放入黄色的感染性医用废弃物袋中。

（5）进行手卫生。

（6）摘下护目镜或防护面罩。摘掉口罩或面具，先将下面的口罩带摘下，再将上面的口罩带连同口罩一起摘下，注意双手不接触面部。重复使用的护目镜、防护面罩或面具，可直接放入消毒液内消毒，或放入黄色的双层感染性医用废弃物袋中送指定地点消毒。

（7）进行手卫生。

（8）将手指反掏进帽子，将帽子轻轻摘下，将里面朝外，放入黄色的感染性医用废弃物袋中。

（9）进行手卫生。

（10）脱掉内层手套（如戴双层手套），进行手卫生。

思考题

1. 什么是消毒？什么是灭菌？二者有什么区别？
2. 选择消毒方法的原则是什么？
3. 影响化学消毒效果的因素有哪些？各有何影响？
4. 常见的消毒方法有哪些？各有什么特点？
5. 简述公共场所消毒方法选择的基本原则。
6. 如何理解消毒环境安全？
7. 个人防护用品穿戴的注意事项有哪些？
8. 请简述个人防护用品穿戴和脱卸的基本顺序。

参考文献

［1］全国爱国卫生运动委员会办公室. 除四害指南［M］. 北京：科学出版社，1994.

［2］汪诚信. 有害生物治理［M］. 北京：化学工业出版社，2005.

［3］姜志宽，郑智民，王忠灿. 卫生害虫管理学［M］. 北京：人民卫生出版社，2011.

［4］李朝品. 医学昆虫学［M］. 北京：人民军医出版社，2007.

［5］中国科学院中国动物志编辑委员会. 中国动物志·昆虫纲·第十七卷·等翅目［M］. 北京：科学出版社，2000.

［6］李桂祥. 中国白蚁及其防治［M］. 北京：科学出版社，2002.

［7］程冬保，杨兆芬. 白蚁学［M］. 北京：科学出版社，2014.

［8］朱仁义，孙晓东，田靓. 新发呼吸道传染病消毒与感染控制［M］. 北京：人民卫生出版社，2020.

［9］薛广波. 公共场所消毒技术规范［M］. 北京：中国标准出版社，2010.

［10］薛广波. 现代消毒学［M］. 北京：人民军医出版社，2002.

［11］袁杭. 褐家鼠对新异食物的选择性［D］. 扬州：扬州大学，2012.

［12］中华人民共和国住房和城乡建设部. 建设工程白蚁危害评定标准：GB/T 51253—2017［S］. 北京：中国计划出版社，2017.

［13］中华人民共和国卫生部. 病媒生物密度监测方法 蜚蠊：GB/T 23795—2009［S］. 北京：中国标准出版社，2009.

［14］中华人民共和国卫生部. 病媒生物密度监测方法 蝇类：GB/T 23796—2009［S］. 北京：中国标准出版社，2009.

［15］中华人民共和国卫生部. 病媒生物密度监测方法 蚊虫：GB/T 23797—2009［S］. 北京：中国标准出版社，2009.

［16］中华人民共和国卫生部. 病媒生物密度监测方法 鼠类：GB/T 23798—2009［S］. 北京：中国标准出版社，2009.

［17］中华人民共和国卫生部. 病媒生物密度控制水平 鼠类：GB/T 27770—2011［S］. 北京：中国标准出版社，2011.

［18］中华人民共和国卫生部. 病媒生物密度控制水平 蚊虫：GB/T 27771—2011［S］. 北京：中国标准出版社，2011.

［19］中华人民共和国卫生部. 病媒生物密度控制水平 蝇类：GB/T 27772—2011［S］. 北京：中国标准出版社，2011.

［20］中华人民共和国卫生部. 病媒生物密度控制水平 蟑螂：GB/T 27773—2011［S］. 北京：中国标准出版社，2011.

［21］中华人民共和国国家卫生和计划生育委员会. 病媒生物综合管理技术规范 环境治理 鼠类：GB/T 31712—2015［S］. 北京：中国标准出版社，2015.

［22］中华人民共和国国家卫生和计划生育委员会. 病媒生物综合管理技术规范 环境治理 蚊虫：GB/T 31717—2015［S］. 北京：中国标准出版社，2015.

［23］中华人民共和国国家卫生和计划生育委员会. 病媒生物综合管理技术规范 化学防治 蝇类：GB/T 31718—2015［S］. 北京：中国标准出版社，2015.

［24］中华人民共和国国家卫生和计划生育委员会. 病媒生物化学防治技术指南 空间喷雾：GB/T 31714—2015［S］. 北京：中国标准出版社，2015.

［25］中华人民共和国国家卫生和计划生育委员会. 病媒生物化学防治技术指南 滞留喷洒：GB/T 31715—2015［S］. 北京：中国标准出版社，2015.

［26］广东省质量技术监督局. 病媒生物预防控制规范：DB44/T 1652.1～4—2015［S］. 广州：广东省昆虫研究所，2015：8.

［27］广东省质量技术监督局. 新建房屋白蚁预防技术规程：DB44/T 857—2011［S］. 广州：广东省昆虫研究所，2011：3.

［28］张代华. 我国PCO行业分析及可持续发展策略探讨［J］. 中华卫生杀虫药械，2008（1）：61-62.

［29］周明浩，褚宏亮. 常见病媒生物分类鉴定手册［M］. 苏州：苏州大学出版社，2019：2-5.

［30］李连芳. 普通生物学［M］. 北京：科学出版社，2013.

［31］陈振耀，姚达长. 水利白蚁防治［M］. 广州：中山大学出版社，2011.

［32］戴自荣，陈振耀. 白蚁防治教程［M］. 2版. 广州：中山大学出版社，2002.

［33］中国科学院中国动物志编辑委员会. 中国动物志·兽纲·第六卷·啮齿目：下［M］. 北京：科学出版社，2000.

［34］徐汉虹. 植物化学保护学［M］. 5版. 北京：中国农业出版社，2018.

［35］郑桂玲，孙家隆. 现代农药应用技术丛书：杀虫剂卷［M］. 北京：化学工业出版社，2014.

［36］C. 马克比恩. 农药手册［M］. 16版. 胡笑形，等译. 北京：化学工业出版社，2015.

［37］孔令强. 农药知识手册［M］. 山东：山东科学技术出版社，2010.

［38］王家银，林郁. 常用新农药手册［M］. 昆明：云南科技出版社，2009.

［39］王穿才. 农药概论［M］. 北京：中国农业大学出版社，2009.

［40］吴文君，罗万春. 农药学［M］. 北京：中国农业出版社，2008.

［41］董桂蕃. 卫生杀虫剂应用技术［M］. 北京：化学工业出版社，1998.

［42］农业部农药检定所. 卫生杀虫产品采购指南［M］. 北京：中国农业科学技术出版社，2006.

［43］张一宾，徐晓勇，张怿. 世界农药新进展：四［M］. 北京：化学工业出版社，2017.